スポーツ現場で役立つ!

運動器エコー指南書

東あおば整形外科 **髙橋 周**［編］

日本発
▼
スポーツ傷害のエコー診療

日本医事新報社

執筆者

髙橋　周　　東あおば整形外科

松崎正史　　ソニックジャパン株式会社

服部惣一　　亀田メディカルセンター・スポーツ医学科

宮武和馬　　横浜市立大学附属病院整形外科

中島祐子　　広島大学運動器超音波医学

中瀬順介　　金沢大学整形外科

笹原　潤　　帝京大学スポーツ医科学センター

林　典雄　　運動器機能解剖学研究所

山口睦弘　　株式会社ソノジー

（掲載順）

序

　この指南書が、「エコーを活用してスポーツ現場の役に立ちたい！」という熱い思いを胸に抱くプロフェッショナルのための一冊になればと祈っています。

　平成21年に運動器エコーに携わる同僚と『スポーツに役立てる超音波画像診断』を共に執筆してから10年が経過しました。編者の皆川洋至先生（城東整形外科副院長）が当時書かれた序文には、「本書を超える新しい知見が次々に出てくるはずです」と記されています。

　その後の10年間に、エコーの新しい技術、エコーを用いた新しい治療法が続々と出てきました。本書では、スポーツ現場と医療現場の両方でエコーを使いこなすスペシャリストの方々に、エコーの新しい技術や、スポーツ現場で役に立つエコー診療について執筆していただきました。また、この数年急速に需要が高まっているハイドロリリース（エコーガイド下に結合組織に対して薬液を注入して痛みを改善させる手技）についても解説しました。

　エコー診療の進歩と機器の携帯性とが融合して、スポーツに関わるhealth care providerに大きなインパクトを与える機会がもうすぐやってきます。東京オリンピック・パラリンピック2020です。エコーをどのようにスポーツ現場に役立てるか、日本が世界に向けて強力に情報発信することが求められています。本書を元にして、スポーツ現場でのエコー診療の有用性を日本から全世界に向けて発信して頂ければ幸いです。

　本書の出版にあたって、多忙な中ご執筆いただいた先生方、日本医事新報社の編集スタッフの方々、ならびに関係された皆様に心から感謝致します。

2019年7月　髙橋　周

1 装置・プローブ操作・Bモードについて ［松崎正史］

超音波診断装置の原理　　1
音波の性質 …………………………………… 1
超音波の使われ方 …………………………… 3
「超音波」と「エコー」は同じもの？ ……… 3
超音波はどこから出ている？ ……………… 4
超音波の精度は時間が勝負 ………………… 4
進化する超音波診断装置 …………………… 6

プローブ操作　［山口睦弘］　　7
プローブの持ち方 …………………………… 7
扇操作 ………………………………………… 8
回転操作 ……………………………………… 8
スライド操作 ………………………………… 9

Bモードについて　　10
AモードとBモードの違い、Cモードとは … 10
Bモードの輝度はどうやって決まるか ……… 11
画質を決める分解能 ………………………… 12
高画質化のための技術 ……………………… 14

2 ドプラ・エラストグラフィ・Shear wave について ［髙橋 周］

血流の評価　　17
ドプラ ………………………………………… 17
Superb micro-vascular imaging …………… 17
Angio PL.U.S. ………………………………… 18

組織弾性（硬さ）の評価　　19
Strain elastography ………………………… 19
Shear wave elastography …………………… 21

3 肩関節 ［服部惣一］

肩スポーツ損傷における超音波診断の有用性　　23
超音波ガイド下インターベンション ……… 23

投球障害肩　　23
インターナルインピジメント ……………… 23
リトルリーガーズショルダー ……………… 24
GIRD ………………………………………… 24

外傷　　24
肩関節前方脱臼・Hill-Sachs 病変 ………… 24
肩鎖関節脱臼 ………………………………… 26

インターベンション　　26
上方腱板（棘上筋腱・棘下筋腱）の描出と
肩峰下滑液包への注射 ……………………… 26
肩甲上神経の描出とガングリオン穿刺 …… 27
上腕二頭筋長頭腱炎と腱鞘内注射 ………… 28
肩甲上腕関節内注射 ………………………… 28
肩関節後方への注射 ………………………… 29
肩関節後下方および四辺形間隙への注射 … 30

4 肘関節 [宮武和馬]

内側部の障害　33
内側上顆障害 …………………………… 33
内側側副靱帯損傷 ……………………… 34
内側上顆炎 ……………………………… 36
尺骨神経障害 …………………………… 38

外側部の障害①　41
上腕骨小頭離断性骨軟骨炎 …………… 41

外側部の障害②　43
外側上顆炎 ……………………………… 43
滑膜ヒダ障害 …………………………… 44

後方の障害　45
肘頭尖端骨軟骨障害 …………………… 46
肘頭骨端線閉鎖不全 …………………… 46

5 手指・手関節 [中島祐子]

手指・手関節の超音波解剖　49
近位指節間（PIP）関節の超音波解剖 …… 49
遠位指節間（DIP）関節の超音波解剖 …… 52
中手指節（MP）関節の超音波解剖 …… 52
手関節の超音波解剖 …………………… 53

手指のスポーツ外傷　54
関節内血腫 ……………………………… 54
PIP関節掌側板損傷 …………………… 54

PIP関節側副靱帯損傷 ………………… 55
ステナー損傷 …………………………… 56
槌指（mallet finger） ………………… 57
ジャージーフィンガー（深指屈筋腱断裂） … 57
皮下腱鞘断裂 …………………………… 58

手関節のスポーツ外傷　58
舟状骨骨折 ……………………………… 59
三角骨骨折 ……………………………… 59
橈骨遠位端骨折 ………………………… 60

6 体幹・骨盤 [髙橋 周]

胸部痛　63
肋骨骨折 ………………………………… 63
肋骨疲労骨折 …………………………… 64

腰痛　64
椎間関節由来の腰痛 …………………… 64
筋・筋膜由来の腰痛 …………………… 65
仙腸関節由来の腰痛 …………………… 66

7 膝関節 ［中瀬順介］

膝関節前方の超音波解剖　69
滑液包 69
脂肪体 70

膝前方部痛をきたす主な疾患　70
膝蓋前滑液包炎 70
Hoffa 病 71
膝蓋腱症（ジャンパー膝） 71
Osgood-Schlatter 病 73
遺残性 Osgood-Schlatter 病 74
Sinding-Larsen-Johansson 病 74
有痛性分裂膝蓋骨 74

発生頻度は低いが見落としてはいけない疾患　75
膝蓋骨疲労骨折 75
大腿骨顆上部疲労骨折 77
大腿骨骨腫瘍 77
膝蓋骨骨腫瘍 78
半月板嚢腫 78

8 足部・足関節 ［笹原 潤］

足関節果部骨折 81
前距腓靱帯損傷 83
踵腓靱帯損傷 84
距骨下関節損傷 84
前下脛腓靱帯損傷 84
踵骨前方突起骨折（二分靱帯損傷） 85
有痛性外脛骨障害 86
リスフラン関節損傷 86
アキレス腱断裂 86
アキレス腱部痛 88
足底腱膜炎 89

9 リハビリテーション ［林 典雄］

肩関節リハビリテーションにおけるエコー評価　91
投球動作における肩後方部痛 91
投球動作における肩前上方部痛 93

肘関節リハビリテーションにおけるエコー評価　94
肘関節伸展時に生じる後方部痛 94
投球に伴う前腕近位部痛 96

股関節リハビリテーションにおけるエコー評価　97
走行時に生じる大腿前面痛 97
股関節屈曲時に生じる鼠径部痛 99

膝関節リハビリテーションにおけるエコー評価　101
ACL 再建術後遺残した膝前面痛 101
膝後面に広範な疼痛を訴えた症例 103

足関節リハビリテーションにおけるエコー評価　104
荷重負荷時に生じる足底部痛 104
底屈運動時に生じる足関節後方部痛 106

10 メディカルチェック　[山口睦弘]

メディカルチェックに必要な超音波診断装置
および会場の条件 …………………………… 109

野球肘のメディカルチェック　111
野球肘のエコー検査 …………………………… 111
理学検査 ………………………………………… 114
メディカルチェックの流れ …………………… 114

卓球のメディカルチェック　114
上腕骨近位骨端線離開のエコー検査 ………… 115
理学検査 ………………………………………… 116
メディカルチェックの流れ …………………… 117

バスケットボールのメディカルチェック　117
足関節エコー検査 ……………………………… 117
測定項目 ………………………………………… 118
メディカルチェックの流れ …………………… 120

成長期膝超音波検診　[松崎正史・大高麻衣子]　120
Osgood-Schlatter 病とは ……………………… 120
成長期膝超音波検診の有用性 ………………… 121
成長期膝超音波検診の実際 …………………… 121
Osgood-Schlatter 病は予防できるか？ ……… 122
今後の展望 ……………………………………… 123

11 上肢のハイドロリリース　[宮武和馬]

薬液の種類と注射部位の選定　125

上肢 hydrorelease の実際　126
前斜角筋 / 中斜角筋（C5/6）………………… 126
後斜角筋（C8）………………………………… 126

腋窩神経 ………………………………………… 127
肩甲上神経 ……………………………………… 128
尺骨神経 ………………………………………… 128
橈骨神経 ………………………………………… 131
外側前腕皮神経 ………………………………… 132
CHL complex …………………………………… 133

12 下肢のハイドロリリース　[笹原 潤]

Hydrorelease の方法 …………………………… 135
Hydrorelease の目的 …………………………… 135

下肢 hydrorelease の実際　136
鼠径部周辺の痛み ……………………………… 136
大腿部周辺の痛み ……………………………… 136

膝関節周辺の痛み ……………………………… 141
足関節周辺の痛み ……………………………… 141

スポーツ現場で役立つ！ 運動器エコー指南書

1 装置・プローブ操作・Bモードについて

松崎正史 ● ソニックジャパン株式会社

　真っ暗な部屋で、ヌルっとしたものを身体に塗布され、硬いもので身体をスリスリ。硬いものを握っている人は、とてつもなく大きな機械のもやもやした白黒映像のモニタを凝視している……。医療施設で行われている超音波検査（以下エコー検査）は、このような印象が強い。

　今でこそ、エコー検査は一般的に普及している。しかし、医療施設に導入され始めた頃は、何やら怪しい検査と思われないように「エコー検査とは？」と待合室の目につくところにわざわざ掲示していた。遠い昔のことに感じるかもしれないが、ほんの20年前は当たり前の景色であった。

　当時の大きな機械は、今や市販のタブレットに接続するだけで超音波診断装置に変身するほどコンパクトになった。タブレットに接続できるようになったため、真っ暗な検査室から飛び出して、どこでもエコー検査ができる使用環境のパラダイムシフトが起きている。エコー検査がスポーツ現場で役立つ時代の幕開けである。

　大きく進化した超音波診断装置について、何が変わり、何が変わっていないのか、超音波診断装置の仕組みを通して解説する。

超音波診断装置の原理

音波の性質

　超音波という単語を分解すると「超・音・波」になる。「超」の文字からは超える、飛び超えるイメージが浮かぶ。「音」からは空気の振動、「波」からは海のイメージ。3つの文字の組み合わせからはイメージは浮かばない。

　では、「超」と「音波」に分解するとどうなるか。「音波」の文字からは、何となく「びよ〜〜〜〜ん」といった関西のおばちゃんが得意とする擬音が思い浮かぶ。この「びよ〜〜〜〜ん」をイメージするためには「波動」の概念を必要とする。何とも小難しい話で恐縮だが、お付き合い願いたい。

　「波動」とは、同じようなパターンが空間を伝わる現象を総称し、物理的な振動が周りに伝わっていく現象を表している。つまり、「音波」とは、音という空気の振動が周りに「びよ〜〜〜〜ん」と伝わっていく現象である。しかし、それを実際に目で見ることはできないため、イマイチ理解できない。

　そこで、「音波」を可視化するために、太鼓を使って解説する。太鼓は何もしていない状態では、当然音はしない。バチで太鼓をたたくと、ピンと張った革が押し込まれる（図1）。押し込まれた太鼓の革は、ピンと張った元の状態に戻ろうとする。その時に、太鼓の革の振るえが空気に伝わることで「音」が発生する。

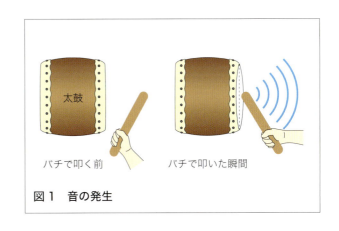

図1　音の発生

　太鼓の革の振るえを、さらに詳細に見てみよう（図2）。細かく解析すると、バチで叩かれて引っ込んだ革は、元の状態に戻ろうとするために、出っ張ったり、また引っ込んだりする。

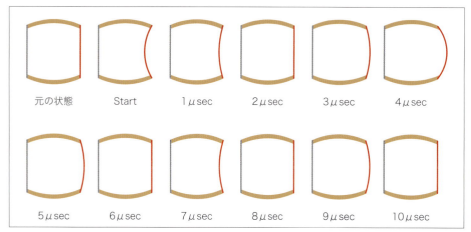

図2　音の発生
太鼓の革の変化を時系列で並べたもの。革は引っ込んだり出っ張ったりしながら元の状態に戻る。

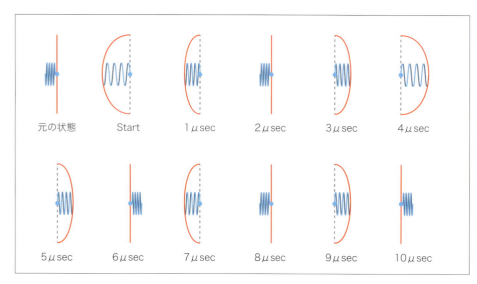

図3　音波の視覚化
革の中心にバネを取り付けて、振動をバネの伸び縮みとして視覚化した。

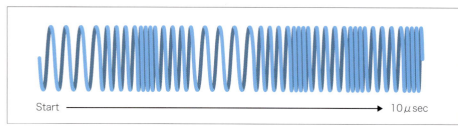

図4　音波の視覚化
バネの経時的変化を1本のバネのようにつなげたもの。密度が疎な部分と密な部分が存在する。

　この振る舞いをイメージするために、革の中心にバネがあると想定する。元の状態にバネの片方を固定して、太鼓の革が出っ張ったり引っ込んだりする様子をバネの伸び縮みに置き換えてみる（図3）。こうして太鼓の革の振る舞いを、バネの伸び縮みとして視覚化することができる。
　このバネの伸び縮みを時系列で並べてみる（図4）。すると、バネが伸びたり縮んだりする時間的変化を見ることができる。これが物理的な振動を周りに伝えていく「波動」である。バネの伸び縮みは、目では見ることができない空気の振動を表しており、空気の振動が周りに伝わっていく現象である「音波」そのものである。

　音波は、バネの振る舞いで表されるように、空気を押したり引いたりしながら進んでいる。このように、振動が伝わっていく方向に押したり引いたり変化している状態を「縦波」とも呼ぶ。
　また、バネの経時的変化を見ると、伸びたり縮んだりしている。バネの密度は、伸びた部分は疎、縮んだ部分は密、という周期的な動きで伝わっている。この振る舞いを「疎密波」と呼ぶ。
　「超音波は縦波で疎密波である」などと本に書かれているのは、この性質のことである。難解な言葉の羅列でついつい記憶から外してしまいがちであるが、超音波の特性を

理解するには重要なキーワードになる。

超音波は、可聴域を超えた領域の音が物質を伝わっていくときに、その振動が進行方向に押し出したり引っ込んだりしながら進んでいく「音波」である。

超音波の使われ方

最近の自動車は、自動ブレーキ、急発進制御、車線はみだしアラーム、車間追従運転など至れり尽くせりである。これらの安全装置に超音波が用いられている。

一例として、駐車支援システム（PAS：parking assist system）がある。超音波を送受信するセンサが車体に埋め込まれており、障害物との距離を検知してアラームを表示する。センサから送信された超音波は空気を伝わっていき、障害物に当たると反射して戻る。超音波が空気を伝わる速度（音速）は決まっているので、送信してから受信するまでの時間を計測すれば、障害物までの距離がわかる仕組みである（図5）。

PASは障害物までの検知距離が2mであったのに対して、近年は先進運転支援システム（ADAS：advanced driver assistance system）へと進化しており、超音波センサの感度・精度が向上したため、運転者の死角になる斜め側方の障害物も検知可能となり、距離も約10mに延長している。

ほかにも、自動ドアなどの身近なところで超音波センサが多く用いられている。同じ障害物を検知する方法で光を用いる方法もあるが、なぜ超音波なのであろうか。光の方が精度は高く応答速度も圧倒的に速いのであるが、光は対象物の色や材質の影響を受け、ほこりや水の影響を受ける。超音波はこれらの影響を受けにくく、ざっくりと対象物を認知できる。

このような性質は医療におけるエコー検査にも活かされており、簡単（ゼリーを付けてプローブを当てるだけ）、安全（非観血的）に、体内の構造物を認知できることから、多くの医療現場で使われている。さらに、その即時性を活かして、スポーツ現場のニーズに応える時代となっている。

「超音波」と「エコー」は同じもの？

一般にスポーツ現場で「超音波」というと、超音波治療器を想像する。最近では骨折治療器も超音波である。治療に用いる超音波は、今まで説明した超音波の反射の特性を用いたものではなく、超音波のエネルギーによって発生する熱や、物理的な振動を用いている。前述した「びよ～～～ん」という波動が軟部組織や骨を刺激するのである。

一方「エコー」とは、音の反響を意味する。エコーを解説するときに必ず出てくる例えが「やまびこ」であることから、エコーは音による現象である、と思われがちである。また「超音波エコー」という表現は同じ意味を重ねているのでは？と認識してしまう方も実際にいる。実はそうではない。

テレビの天気予報で目にする雲の画像。この雲の位置は、気象レーダーによって得られていることはご存知のことと思うが、どのような仕組みで映像化されているのであろうか。アンテナを360度回転させて電波（マイクロ波）を発射し、半径数百キロ内に存在する雲から反射して戻ってくるまでの時間を計算して、距離に換算して地図に重ねて映像化しているのである。

この仕組みはどこかで……。そう、前述のPASと全く同じである。雲に反射して戻ってきた電波をレーダーエコーと呼ぶ。音に限らず、反響によって波動が伝わってくることを「エコー」という概念でくくっている。音であっても、超音波であっても、電波でも光でもエコーは起こる。

「超音波エコー」という用語は、1978年の超音波技術便覧に記載されており、1974年に日本超音波医学会が制定した医用超音波用語にも記載されている。引用すると「エコー echo：被検体の音響的不連続部分から反射されて受信したパルス」と難解な言葉の羅列である。詳細は後述するが、ここでキーワードとして抑えておきたいのはやはり「反射」である。

日本超音波医学会が編集した『超音波医学』第2版（1972年）では、超音波診断装置の解説に「超音波エコー法診断

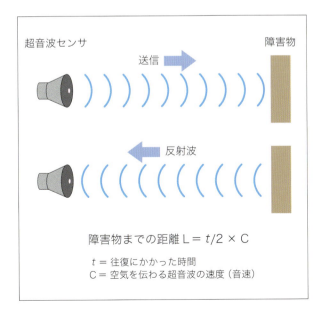

図5　超音波センサの仕組み

障害物までの距離 $L = t/2 \times C$

$t =$ 往復にかかった時間
$C =$ 空気を伝わる超音波の速度（音速）

装置」と記載されている。医療の世界では「超音波エコー」が原点であり、時間とともに省略されて、「エコー」という呼び名が一般的になったものと考えられる。

では、医療の世界に「エコー」という言葉を誰が持ち込んだのだろうか？　現在の超音波診断装置の原点となる電子リニア走査法を世界で初めて開発した入江喬介氏（マイクロソニック株式会社代表取締役）から聞いたところによると、「エコーという言葉は古くからレーダーやソナー等の工学系で使われていた。日本超音波医学会が1964年に発足したが、このころ工学系の東北大学菊池先生と医学系の順天堂大学田中先生・和賀井先生らが合流しており、工学系で使用していた"エコー"という言葉が自然に医学系でも使用されたのではないか」とのことである。

学んできた道筋は異なるが、人々に役立てるという同じ目標のために共通認識できる言葉がごく自然に生まれ、後世に受け継がれていく。「超音波エコー」という言葉は、とても意味深いものであることが再認識されるのである。

超音波はどこから出ている？

電気回路に信号が正しく通っているかを確認するとき、オシロスコープやテスターといった機器を用いるが、電気回路に接触させる部分は2極の金属で、先端が針のように尖っている。この部品を英語でprobe（プローブ）という。プローブとは、調べたい対象に触れて詳しく探るもの、といった意味合いになるのではないだろうか。

超音波診断装置の場合は、このプローブで超音波を発信して体内に入射し、体内で反射したエコーを再びプローブで受信することで情報を入手している。

では、どのように超音波を発信しているのだろうか。プローブの身体に当てる部分には「振動子」と呼ばれる素材が埋め込まれている。振動子の素材はチタン酸ジルコン酸鉛の混晶で、力を加えると電圧が発生する圧電効果という特徴を持ち、圧電素子とも呼ばれる。

この圧電効果を読者は一度は体験しているはずである。「チャッカマン」の商標で知られる電子ライター。ボタンを押すと「カチャッ」と音がして火が付く。「カチャッ」と音がしたときに圧電素子に力が加わることで素子が歪み電圧が生じ、離れた電極間で放電することにより小さな雷を発生させる（図6）。放出されているガスに、雷の火花が引火してライターから火が出る仕組みになっている。

逆に、圧電素子に電圧を加えると、素子に歪みが生じる。逆圧電効果と呼ばれ、電圧をON/OFFすることで素子が歪み元に戻る。電圧を加えた状態は、まさにバチで太鼓をたたいた時と同じで、振動が生じる。この振動によって超音波を発生させているのである。

対象物で反射して戻ってきた超音波は、圧電素子によって振動から電気信号に変換される。こうして超音波を発信してから受信するまでの時間差を検出し、対象物までの距離を計算することができる。

圧電効果を用いた超音波を最初に応用したのが潜水艦のソナー、音波探知機である。超音波診断装置のプローブも全く同じ仕組みによって振動子で超音波を発生し、身体の中で反射して返ってきた超音波を電気信号に変えて体内の構造物までの距離を計算しているのである。

超音波の精度は時間が勝負

運動器エコーは、皮下から3cmまでの深さにある骨、軟骨、筋、腱、靭帯、血管、神経などの構成体が対象となる。場合によっては皮下直下を対象とすることもある。プローブから発信された超音波をどのようにして、皮下直下から深さ3cmの対象物に精度よく届けているのであろうか。

また、対象物までの距離を求めるためには、超音波が伝わる速度が一定であることを前提としている。そうなると、超音波の精度は、対象物に届くまでの時間と、反射して戻ってくるまでの時間がそのカギを握っている。

多くの超音波を精度よく対象まで届け、反射情報をより多く集約する仕組みを図で解説しよう。図7において、3本の矢を同時に的に集中させるためには、どのように放てばよいだろうか？

3人の射手が一列に並んで同時に放つとすると、的の正面に立つ射手は距離が短いから矢のスピードを調整しなければならない。しかし、超音波が伝わる速度は一定という

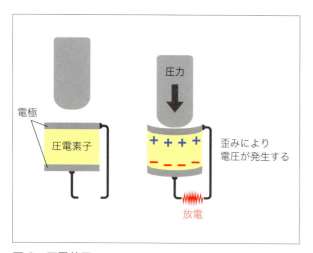

図6　圧電効果

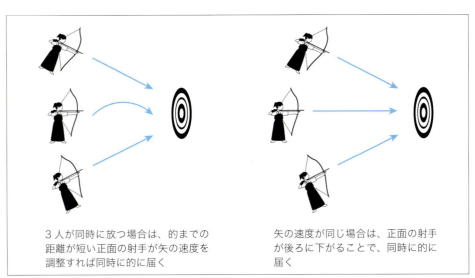

図7　フォーカスの仕組み（近距離）

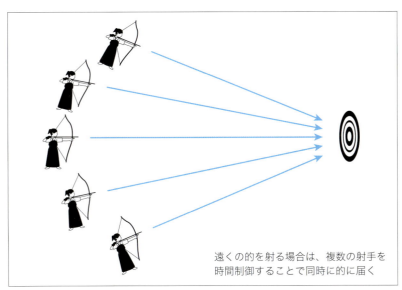

図8　フォーカスの仕組み（遠距離）

前提がある。そこで、的の正面に立つ射手が少し後ろに下がり、両脇の射手と同時に矢を放てば、3本の矢が同時に的に届く。

射手が後ろに下がることができない場合はどうするか？的の正面に立つ射手が少し遅れて矢を放つことで、3本の矢を同時に集中させることができる。その時間差は、的までの距離の差分と、矢の速度から求めることができる。

次に、遠くの的に矢を同時に射るためにはどうしたらよいだろうか（図8）。正面の射手と両脇の射手が矢を放つタイミングは、近い距離の的を射る場合よりも時間差が大きくなる。さらに、射手を増やしてそれぞれが矢を放つタイミングを細かく制御することで、遠くの的に多くの矢を同時に集中させることができる。超音波診断装置では、射手の役割を担うのがプローブに埋め込まれた振動子であり、複数の振動子のタイミングを制御することで超音波が対象物に同時に届く。

矢の速度は、高速度カメラで撮影したところ34m/secであったとされている。超音波が生体の中を進んでいく速度は、JIS規格で1530m/sec（AIUM規格では1540m/sec）と定められている。つまり、超音波診断装置において対象物までの距離を1mm単位で制御するための時間は、わずか1.53μsecということになる。

超音波診断装置では、対象物の深さに応じて振動子の数とマイクロ単位の時間を高精度に制御しなければならない。それを司る部分は、ビームフォーマーと呼ばれる。ビームフォーマーは、距離に応じて超音波を発信する振動子の数とタイミングを制御し、また距離の異なる対象物から反射した超音波を受信する振動子の数とタイミングを瞬時に制御している。超音波診断装置は、プローブとビームフォーマーが機能の本幹となっているのである。

進化する超音波診断装置

携帯電話の登場は、日常生活を劇的に変えたと言っても過言ではない。その技術革新は急速であり、多くの機能を搭載したスマートフォンへと進化した。スマートフォンの処理速度や機能を一概にパソコンと比較することはできないが、持ち運ぶという限定された条件下でも遜色がない使い勝手を実現している。

スマートフォンの処理速度は本体の性能のみならず、通信速度に大きく依存する。最近のスマートフォンは1Gbps、つまり毎秒1ギガビットの情報のやり取りが可能になっている。ざっくりであるが、YouTubeの5分間の動画が0.3秒ほどでダウンロードが完了する通信速度である。

この進化したデバイスであるスマートフォンを超音波診断装置に活用できる時代を迎えたのである。前項で、超音波診断装置の本幹はプローブとビームフォーマーであることを解説した。従来のプローブは、内部に多数の振動子が配列しており、個々の振動子はケーブルを介して超音波診断装置に搭載されているビームフォーマーと接続する。

この構成を大きく進化させたのが、近年の超小型化電子回路である。超音波診断装置の心臓部であるビームフォーマーを超小型電子回路に集積できれば、プローブのケース内に収めることができる。そのような「プローブ型超音波診断装置」がすでに市場に投入されている（図9）。プローブが超音波診断装置そのものであり、スマートフォンやタブレットに接続するだけで、それらの画面でエコー画像を観察できる。

プローブ型超音波診断装置の登場は、様々なスポーツ現場での活用が可能になることを示唆している。外来や検査室といった限られた空間を飛び出し、試合会場、合宿への帯同、野外運動器検診など、より競技選手に身近な場面での運用が可能となる。

スポーツ現場の医療は、今までは表面の腫れや圧痛などの身体所見を経験に基づいて判断していた。今後は、身体の中を画像として可視化することにより、競技選手の外傷や障害に対して現場で瞬時に的確な情報を提供できるようになる。画像という共通言語によって多職種との連携が可能となり、医療施設との懸け橋となるツールとして急速に普及するものと考える。

◆

さて、超音波診断装置は何が変わって、何が変わっていないのだろうか。超音波を医療に役立てたいという先人たちの努力によって形作られたものは、実は何も変わっていない。今回解説した内容は、昔から超音波診断装置について解説されているものと大きな違いはないのである。

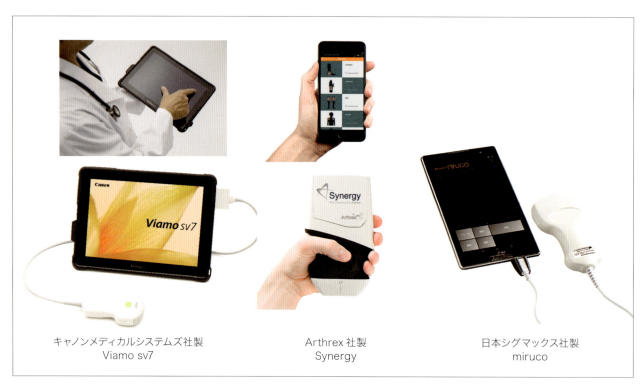

キヤノンメディカルシステムズ社製
Viamo sv7

Arthrex社製
Synergy

日本シグマックス社製
miruco

図9　プローブ型超音波診断装置
プローブのケース内に電子回路を内蔵し、タブレットに接続することで超音波診断装置として作動する。

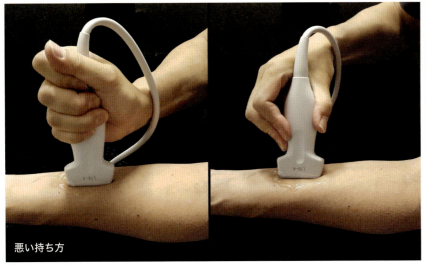
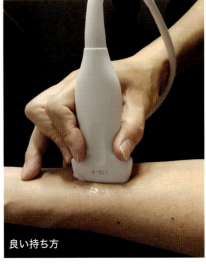

図10 プローブの持ち方
プローブの下の方をペングリップで持つと安定し、細かく動かすことができる。

変わったものといえば、信号処理の向上による高画質化と、回路集積技術の向上による超小型化、通信技術の向上による可搬化である。いずれはAIの進化に伴い、超音波診断も自動化され、体温計、血圧計などと同じように身体の不調を可視化するヘルスケアシステムとしての位置づけになるのではないかと考える。変わっていくのはモノではなく、使うヒトなのである。

プローブ操作　［山口睦弘］

プローブの持ち方

プローブは前述したように、超音波信号を発信し受信する重要な役割を持っている。プローブを落下させ傷つけると、振動子が損傷し機能しなくなる。そうすると、エコー画像に振動子が欠損した部位に一致して黒い線が入り、いわゆる「音線抜け」が生じてしまう。検査時にはゼリーを使用するためプローブが滑りやすくなっており、誤って落下させないよう注意が必要である。

また、実際に検査を行う際には、目的とする部位を綺麗に正確に描出するために、プローブの細かな動きが必要になってくる。例えば、指の側副靱帯など小さな靱帯を描出するには、プローブの方向、角度などを指先で細かく調整しないと描出できない。そのためにもプローブの持ち方が重要になる。

初心者がプローブを持つと、多くの人はテニスラケットを持つようにグー握りする。こうすると確かに落としにくい

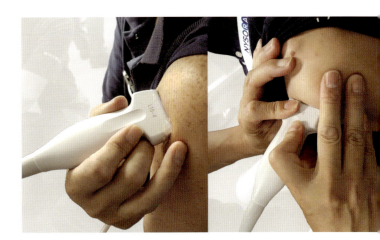

図11 プローブの固定法

が、プローブを細かく動かすには不向きである（ただし、プローブを使って強く圧迫したいときには良いかも知れない）。一般的には、ペンを持つように持つ（ペングリップ）のが良いと言われている。こうすると非常に細かなプローブ操作が可能であるし、手も疲れにくい。ただし、同じペングリップでも、毛筆の筆を持つようにプローブの上の方を持つと不安定で、細かなプローブ操作がしづらく不向きである。鉛筆を持つようにプローブの下の方を持つのが良い。（図10）。

運動器のエコーを行う際には、肩など弯曲した部位にプローブを当てることも多い。その際に重要なことは、プローブが滑らないように保持することである。ペングリップでプローブを持っている場合は、小指や手のひらを身体に添えて固定する。あるいは、両手でプローブを保持して手を身体に添えて固定するのも良い（図11）。

実際に検査を行う際には、視線はモニターに向いており、プローブを見ながら検査を進めていくわけにはいかない。プローブが滑らないよう保持しながらも、指先で自由に操ることができ、かつ疲れにくい自分スタイルの持ち方を確立することが重要である。

プローブの操作

超音波画像は、プローブを当てている部位の断層像がモニターに映し出される、いわゆる2次元画像である。一方、人体の構造物は3次元に広がっている。2次元で表現された画像から3次元の形状を推測するためには、プローブを巧みに操作して頭の中で3次元に組み立てていく必要がある。

例えば、円柱なのか球なのかを判断するには、1つの断面では判断できない。ある断面からプローブを平行移動させ、モニターに映し出される断面の変化を見ることによって想像する。あるいは、ある断面に直交するもう1つの断面を見ることによっても想像が可能である。

そのような断面を得るためには、プローブを自分の手の一部のように操りながら、視線はモニター画像を追い続ける必要がある。実際には、かなり微妙な形状の変化であったり、小さな構造物を描出する必要がある。そのためには、プローブを数mm移動させたり、数度角度を変化させることが必要となる。そのための基本となるプローブ操作について解説する。プローブ操作には、大別すると扇操作、回転操作、スライド操作がある。

扇操作（図12）

プローブ面を身体に密着させた状態で、プローブ面を支点として角度を変える操作である。狭い範囲（例えば肋間）から深部を覗きこんだり、小さな対象物で、プローブの平行移動では見失いそうな場合に行う。当然、描出したい対

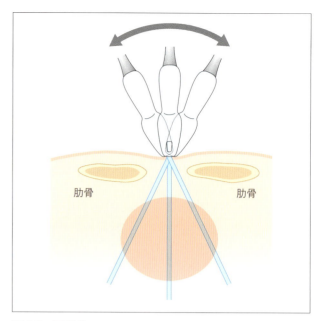

図12　扇操作

象物の大きさや、全体像を把握したい、あるいは細部を観察したいなどの目的によってプローブの振り幅（角度）やスピードが変わってくる。

運動器を見る場合に、骨の下を覗き込むことは少ないが、指の側副靱帯のような小さな靱帯や、アキレス腱のようにプローブが接地できる範囲が狭い場合に有効な操作方法である。

回転操作（図13）

プローブのある点を支点として回転させる操作であり、その回転角度は随意である。上述のように1断面では形状が把握できないときに、直交する2断面を描出するのに有効な操作である。

対象物がモニター画面の中央に位置している場合は、プローブの中央を支点として回転すれば良い。対象物がモニ

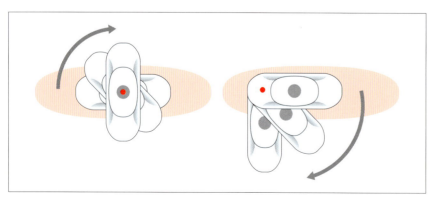

図13　回転操作
プローブのどの位置を中心に回転させるのかを、モニター画像と一致させる感覚が重要である。

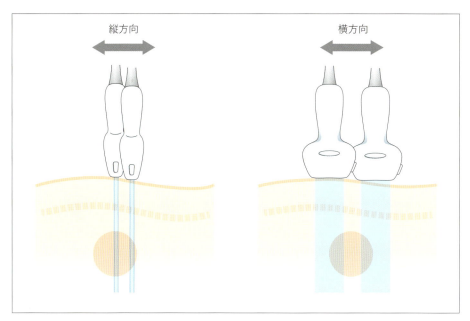

図14　スライド操作

ター画面の中央からずれている場合は、モニター上の位置とプローブを回転させる支点の位置を一致させる必要がある。この感覚を会得するのが非常に難しく、経験が必要になってくる。まずは、対象物をモニターの中央に持ってきて回転させる方法を会得したい。

　回転操作は、神経や血管の短軸断層（横断面）から長軸断層（縦断面）を描出する際に良く使われる。これは一見簡単そうに思えても、実はかなりの熟練が必要である。初心者の多くは、プローブを回転させている間に対象物を見失い、長軸断層像を描出できなくなる。視線はモニター上の対象物からはずさないようにし、画像の変化とプローブの回転感覚を一致させ、プローブの位置を微妙に修正しながらでないと綺麗に描出できない。普段から自分の前腕で正中神経を短軸から長軸へ描出するなどの練習が必要である。これが無理なくこなせれば、プローブ操作を会得したと言っても過言ではない。

スライド操作（図14）

　プローブ面を身体に密着させたまま平行移動する操作であり、縦方向へスライドさせる縦スライド、横方向へスライドさせる横スライドがある。この操作は、対象物の全体像を把握したり、管腔臓器のような連続する構造物を追従して描出するときに有効である。運動器では、筋の全体像や近隣する構造物との位置関係を把握する場合、神経などの径の変化を見る場合に非常に便利な操作である。

　例えば、筋挫傷があり血腫の広がり方を把握する場合に、プローブの幅におさまるほどの小さな血腫であれば問題ないが、プローブの幅を越えて1断面におさまらないときは、プローブを前後左右にスライドさせて大まかな形状や大きさを把握することになる。プローブの範囲でしか画像を描出できない、いわゆるFOV（field of view）が狭いという超音波検査の最大の欠点を補うための操作である。

　神経や血管を連続して描出する場合は、対象物の短軸像を縦スライド操作で追っていくと見逃すことなく描出できる。偽神経腫のように神経の腫れを見る場合も、短軸像の縦スライド操作で行うと径の変化が観察しやすい。末梢の細い神経を追っていく場合は、縦スライドを一方向へ動かすのではなく、行ったり来たり（to and fro）させながら観察すると細い神経の走行が明確になってくる。

　肋骨内臓器を観察する場合は、肋骨を避けて肋間から覗き込む必要があるが、運動器が対象の場合は骨の下を覗き込むようなことがないためスライド操作が大変有効で多用する。

◆

　プローブ操作を大別すると上記の3種類となるが、実際にはこれらを織りまぜながらプローブを操作していく。動かすスピードも速く動かした方が良い場面や、ゆっくり動かさないと見逃す場面など様々である。いずれにしても、視線はモニターに向いているため、手の感覚だけでプローブを自由に操れるようになりたい。そのためにはエコーをやりまくるしかない。

Bモードについて

AモードとBモードの違い、Cモードとは

冒頭で述べた超音波診断装置の原理をまとめると、以下のようになる。
①プローブに配列した振動子から超音波を発信する。
②身体の中を超音波が伝わり、組織で反響する。
③超音波が返ってくるまでの時間から距離を求める。

Aモード

国内における超音波診断に関する最初の報告は1952年3月25日文部科学研究費研究報告第一報である。題名は「超音波に依る頭蓋内解剖学的異常検出について（第一報）」であった。正式な学会報告は、同様の内容で1952年5月に日本音響学会春季研究発表で行われた。その内容は、超音波による魚群探知機の原理を応用して、水浸法で脳標本内部の腫瘍を同定するというものである。

試作機は当時、超音波探傷器と呼ばれていた。基本的な仕組みは現在の超音波診断装置と全く同じで、プローブから超音波を発信して水槽内の脳標本に当て、腫瘍の位置を同定した（図15）。当時は、超音波が反射して返ってくるまでの時間と強さを、振幅としてオシロスコープで表示していた。振幅は英語でamplitude、その頭文字をとってAモードと名付けられた。

HounsfiledによってX線CTが開発されたのが1968年であり、遡ること16年前に超音波で脳腫瘍を診断していたのである。

Bモード

Aモードでは腫瘍の有無はわかるが、その範囲や形態を可視化することは難しかった。そこで、Aモードによって得られた振幅を輝度変調し、プローブをゆっくりと動かして二次元に表示することで、対象物の形態を把握できるようになった（図16）。輝度は英語でbrightness、その頭文字をとってBモードと名付けられた。

Bモードの原点は、現在の超音波診断装置に搭載されている視野を広げて表示するワイドビューやパノラマ表示と呼ばれている走査方法と同じである。

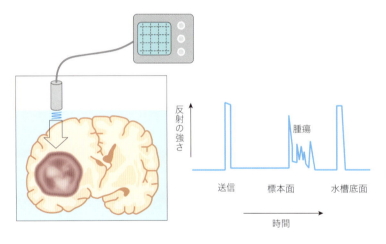

図15　Aモード法の仕組み
1つの振動子から超音波を発信し、反射して返ってきた信号を時系列に表示する。反射の強さは振幅として表される。

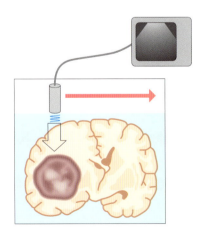
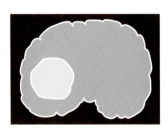

図16　Bモード法の仕組み
1つの振動子から超音波を発信し、反射して返ってきた信号の強さを輝度に変換する。振動子を水平方向に移動しながら輝度情報をつなげることで、二次元の画像として表示する。

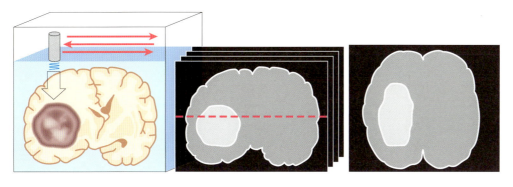

図17　Cモード法の仕組み
Bモードで得られた複数の断面から、指定した深さの輝度情報をつなげて水平断面として表示する。

Cモード

　超音波診断はまず軟部腫瘍の検出において一気に普及し、検診にも取り入れられ、乳癌の早期発見に大きく寄与した。しかし、Bモードで乳房全体を撮像するとデータは大量となり、位置の同定が難しい。また、1枚のBモード画像から乳癌の診断にとって重要な情報である水平方向の広がりを認識することができない。そこで、Bモードで得られた輝度情報を、指定された深さの水平断面として表示する方法が開発された。これがCモードである（図17）。

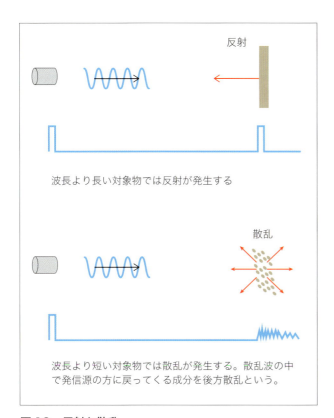

図18　反射と散乱

Bモードの輝度はどうやって決まるか

　現在のBモード画像は白と黒の2色ではなく、微妙なグレーの階調によってリアルな形態を表現している。これらの輝度情報はどのようにして得られるのだろうか。

反射と散乱

　超音波が反響することで生じる現象は「反射」だけではない。超音波の画像を決定する因子として「散乱」も含まれる。散乱により超音波は四方八方に広がるが、その中で発信された方向に戻ってくるものを「後方散乱波」と呼ぶ。この微弱な信号がBモードのグレーの階調を構成している。
　反射と散乱の違いは何か？　超音波の波長より長い物質が対象物である場合は反射が生じ、波長より短い物質が対象物である場合は散乱が生じる（図18）。
　読者の嫌いな数式を提示して恐縮であるが、運動器エコーで主として用いられる周波数である10MHzにおいて、生体内の音速を1530m/secとすると、超音波の波長は下式で求められる。

$$\lambda = 1530 \times 10^6 / 10 \times 10^6 \fallingdotseq 150\,\mu m$$

　骨格筋細胞（骨格筋線維）は直径20〜100μmであり、超音波の波長より短いため後方散乱が生じる。一方、筋線維を束ねるコラーゲン線維そのものは非常に薄いものであるが、筋束の表面で密になったり疎になったりして膜様の線維性結合組織を形成している。その厚さは500μmからmm単位に及ぶため、この部分では反射が起こる。

音響インピーダンス

　反射や後方散乱によって白黒の輝度が決まるのか、というとそうではない。前述のように、信号の強さ＝振幅の大

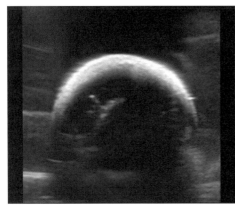
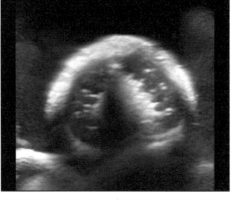

皮のついたミニトマト。表面で強い反射が生じ、内部構造が把握できない。　　皮を剥いたミニトマト。内部構造が描出される。

図19　Bモードによる音響インピーダンスの実験

きさによってBモードの輝度が決定する。

　では、信号の強さは何で決まるのか。超音波に関する本を開くと必ず「音響インピーダンスの違い」と書いてある。音響インピーダンスとは何か。簡単に説明すると、物質の中を音が進んでいくときの伝わる特性を表している。よく言われるように、空気よりも水の方が音は伝わりやすい。ここで音速以外に大きく影響するのが、伝わる物質の密度である。つまり、物質それぞれに固有の音響インピーダンスがある。

　物質と物質との間に音響インピーダンスの差があると、そこで反射が生じる。「やまびこ」は、空気の音響インピーダンスと山の音響インピーダンスが異なるため反射が生じ、声を発したほうに戻ってくる。言い換えると、物質が均一であれば密度は一定になるので反射は生じない。Bモードは、組織間の音響インピーダンスの違いによって生じた反射や後方散乱の信号の強さを輝度に変調して二次元で表示しているのである。

　身体の中を進んでいく超音波は、彗星のイメージでとらえると理解しやすい。彗星は尾を引いてキラキラと光る。超音波も、反射や後方散乱による信号を発しながら進んでいく。彗星が星と衝突したらどうなるかもイメージしていただきたい。大きな光を放って、その後は闇となる。その瞬間を運動器エコーに例えると、軟部組織を伝わってきた超音波が骨との境界に到達した瞬間、強い反射が生じる。ここで注意しなければいけないのは、彗星のように衝突する対象物が大きいからではなく、音響インピーダンスの差が大きいから強い反射が生じるのである。

　それを実証するためにミニトマトを使って実験してみよう（図19）。ミニトマトを皮のついたまま水槽に入れて撮像すると、得られたBモード画像は表面が白く表示さ

れ、内部は影のようになって構造物はほとんど把握できない。次に、ミニトマトの皮を剥いて水槽に入れて撮像すると、内部の構造物を観察することができる。

　厚さ1mmにも満たないトマトの皮であっても、水の音響インピーダンスとの差が大きいために強い反射が生じる。そのため、その先に進む超音波が激減し、内部構造を描出することができなくなる。

　つまり、Bモードは、組織間の音響インピーダンスの違いで生じた信号の強弱を映像化しているだけなのである。であるからこそ、骨の表面はほとんどの超音波信号が反射するため、表面で生じた微細な変化も鋭敏に映像化される。血管内に生じた血栓は、周囲の均一な構造をしている液体とは大きく異なるため、その存在は容易に判別できる。筋損傷によって生じた筋線維の浮腫や出血などの微妙な変化も、周囲の正常な筋線維とは異なるため、画像によって認知できるようになる。

　こうした連続の中の不連続、均一の中の不均一は音響インピーダンスの差が生じるため、Bモードで把握しやすい。このような形態の異常を、非侵襲的な手法でリアルタイムに把握できる点が、超音波診断が他の画像診断より優れている点といえよう。

画質を決める分解能

　デジタルカメラの画質は、画素数によって大きく左右される。画素とはデジタル画面を構成する単位であり、ピクセルとも呼ばれる。同じ画面の大きさであれば、画素数が多いほどたくさんの情報が含まれている。

　Bモードの画質はどのように決まるのか、ピクセルに置き替えて考えてみよう。

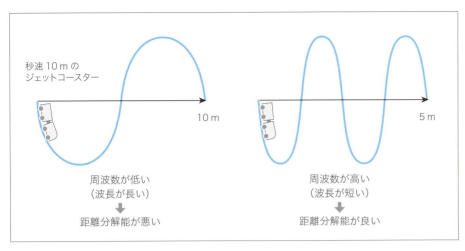

図20 周波数と波長の関係

周波数と距離分解能

Bモードは、プローブに配列された振動子から超音波を発信して、体内から返ってきた超音波が持つ情報を組み合わせて二次元に表示する。このとき、超音波の進行方向、すなわちピクセルの縦方向の大きさは、距離分解能で表される。

超音波における距離分解能は、周波数に依存する。周波数というとイメージしにくいが、波長が長ければ返ってくる情報も縦長になるので、ピクセルも縦方向に長くなると直感的に理解される。しかし、周波数と波長の関係は、頭の中ではピンとこない。ここは視点を変えてみよう。

スタート地点から山を下り、次に山を登って元の高さに戻ってくるジェットコースターを考えてみる（図20）。スタート地点から元の高さに戻るまでの距離を10mとすると、秒速10mのジェットコースターは1秒間に1回しかスリルを楽しめない。元の高さに戻るまでの距離を半分の5mにすると、同じ速度のジェットコースターは1秒間に2回スリルを楽しめる。

ここで、1秒間にスリルを楽しめる回数が「周波数」に相当する。また、1回のスリルを楽しむためにジェットコースターが進んだ距離が「波長」に相当する。

スリルの回数が多い＝周波数が高いと、1回のスリルを楽しむために進んだ距離＝波長は短くなる。Bモードにおける1本の超音波の距離分解能は、周波数が高いほど向上することになる。

走査線密度と時間分解能

Bモードにおいて、ピクセルの横方向に相当するものは何か。超音波診断装置のモニタに映し出される画像は、あたかもデジカメのごとくピクセルで埋め尽くされているように見えるが、元の情報はそうではない。

Bモードは、体内から返ってきた超音波が持つ情報を組み合わせて二次元に表示していると述べた。実際には超音波1本1本には隙間があり、隙間を埋めるための画像処理が施されている（図21）。

この1本1本を「走査線」と呼び、走査線の間隔が短け

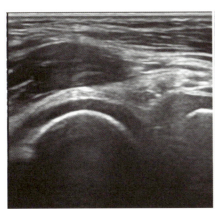
画像処理されたBモード

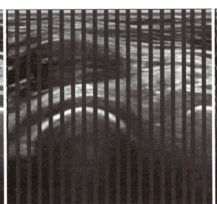
走査線密度が高い＝情報が多い

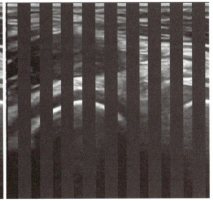
走査線密度が低い＝情報が少ない

図21 走査線密度の違い

ればピクセルの横方向は短くなる。超音波診断装置は、この間隔を走査線密度として調整できるようになっている。

ということは、Bモードの分解能を究極的に上げるには周波数を高くして、走査線密度を高くすればよい……と思えるが、そう単純ではない。これらの間にはトレードオフの関係がある。

周波数を高くすればするほど進行方向に細かく反射・散乱が生じるため距離分解能は向上するが、反射・散乱が起こるたびに超音波の出力（エネルギー）が奪われるため深いところまで届けることができない。つまり、周波数を上げると深部感度が減少する。目的とする深度に合わせて適切な周波数帯域を選択する必要がある。

走査線密度を高くすると、どのようなトレードオフが生じるのか。1本の走査線を形成するためには、超音波を発信してそれが戻ってくるまで待たなければならない。その走査線の形成を終えるまで、隣の走査線を形成するための超音波を発信することができないのである。したがって、走査線密度を高くすると、走査線を形成するための待ち時間が多くなり、1枚のBモード画像を完成するのに要する時間がかかる。そのため、1秒間に表示されるBモードの枚数が少なくなり、時間分解能が低下してしまう。

時間分解能が低下すると、運動器エコーで必要な動的評価で細かな動きを観察することができなくなる。よって、観察する対象に合わせて適切な走査線密度を設定する必要がある。デジカメを上手に撮影するにも、動きや背景、夜間などシーンによって調整が必要である。超音波診断装置も観察する対象物の深さや動作などのシーンに合わせて一番良い設定を調整する必要がある。

高画質化のための技術

ハーモニックイメージング

超音波は本来、指向性があり一方向に向かう。これをメインローブという。一方で、音は球面に広がるため、走査線を構成するメインローブの周辺に弱いサイドローブが発生する。メインローブ上にある均一な構造物に、サイドローブからの反射・散乱によって生じた信号が重なって処理されることが、Bモードにおける抜けの悪さや輪郭の不明瞭につながる。

サイドローブを抑制する技術として、ハーモニックイメージング法がある。ハーモニックとは、音響工学的には倍音である高調波を意味する。高調波とは、ある周波数の音波が伝わっていくときに、その整数倍にある周波数のことである。たとえば、7.5 MHzの二次高調波は15 MHzになる。

ハーモニックイメージング法には2つの手法がある。コントラストハーモニックは、コントラスト剤に超音波が発生する高調波を選択的に映像化することで血流分布を把握できる手法である。ティッシュハーモニックは、超音波が組織を伝わる際に歪みが生じて高調波が発生することを利用し、組織からの高調波を映像化することで、サイドローブが抑制された画像を描出する（図22）。

空間コンパウンド法

空間コンパウンドとは、組織の輪郭をより明瞭化する技術である。Bモードの弱点として、丸い構造物を対象としたとき、側面の輪郭は超音波の反射が弱くなるため不明瞭になる。水の中に油の滴が存在している仮想のファントムで考えてみよう（図23）。

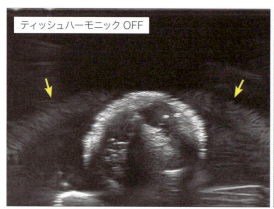
ミニトマトの両脇に帯状のサイドローブが表示される

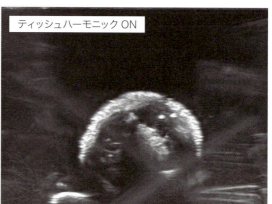
サイドローブが消失する

図22 ティッシュハーモニックイメージング

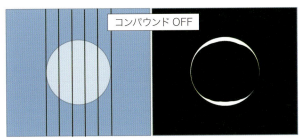
コンパウンド OFF

対象物が丸い場合、その側面は超音波の反射が起こりにくいため、輪郭がはっきりと描出されない。

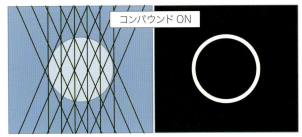
コンパウンド ON

超音波を多方向から入射し1枚の画像として構築することで、対象物の輪郭が明確になる。

図23　空間コンパウンド

　水と油はそれぞれ均一な性状であり、それ自身は反射が起こらないため真っ黒で表示される。一方、水と油は音響インピーダンスが違うため、両者の境界面では反射が起きる。その結果、油滴の表面には白い輪郭が表示される。このとき、油滴の側面は正面に比べ反射が生じにくく、信号が弱くなる。そのため輪郭は一定に表示されず、途切れがちになってしまう。

　そこで、超音波の方向を変えることによって、側面でも反射が起こるようにしたのである。多方向から超音波を発信し、返ってきた複数の信号を合成することにより、輪郭を明瞭に表示することができる。これが空間コンパウンドという技術である。

◆

　信号処理技術や回路の集積技術、イメージングソフトの進歩は目覚ましい。複雑で大きな回路によって駆動していた超音波診断装置は小型化が進み、現在ではプローブの中に回路を内蔵できるところまで進化している。

　しかしながら、それはプロ用カメラとスマートフォンを比べるようなもので、すべての性能をそのまま引き継いでいるわけではない。ただ、超音波の基本的な特性は変わることなく、今後はソフトウエアによる技術が投入されてくるだろう。さらなる小型化、高画質化の波はもうそこまで来ている。

参考文献

1. 松﨑正史：エコーのいろは―MYエコーの時代がやってきた！ THE 整形内科, 27-36, 南山堂, 2016
2. 竹原靖明：乳房超音波の今昔―乳房超音波と私の歩み. 乳癌の臨床 20(6)：455-475, 2005
3. 日本学術振興会製鋼第19委員会：超音波探傷法, 72-84, 日刊工業新聞社, 1974
4. 椎名 毅：医用超音波イメージングの最前線. *Medical imaging technology* 23(2)：89-95, 2005

スポーツ現場で役立つ！運動器エコー指南書

2 ドプラ・エラストグラフィ・Shear wave について

髙橋 周 ● 東あおば整形外科

血流の評価

ドプラ

　スポーツ傷害の診療においては、Bモードで組織の状態を詳細に観察するだけでなく、ドプラを用いて血流の状態を観察し、炎症や修復状態の評価を行うことが重要である。通常カラードプラでは、プローブに近づいてくる血流は赤く、遠ざかる血流は青く表示されるよう設定されている。組織に炎症がある部位には微細な血流が出現することが多く、血流を見つけることにより炎症が起こっている部位を同定できる。

　図1は、足関節を内返し捻挫して受傷した前距腓靱帯損傷例である。腓骨と距骨をつなぐ前距腓靱帯が腫脹し、豊富な血流が観察される。

　血流を観察する際に、プローブによる圧迫が強いと微細な血流は押しつぶされてしまい、観察されなくなるのでプローブの圧に気をつける。また、血流が観察されないときは流速スケールが適切でない場合がある。

　ただし、腱や靱帯はもともと血流が乏しい組織であり、強い炎症や激しい外傷ではカラードプラで血流の増加を観察できるが、炎症が弱い場合や微小な外傷ではカラードプラでの血流評価は困難な場合もある。

　従来からのカラードプラ、パワードプラに加えて、最近では低流速の血流を高感度に描出できる SMI や Angio PL.U.S. などの方法が開発されている。腱や靱帯はもともと血流に乏しい組織であり、わずかな血流の増加は従来のドプラでは描出が困難であったが、これらの方法を用いると、腱や靱帯の微細な血流を評価することができる。

SMI

　以前から血流を描出する技術として、カラードプラやパワードプラがあったが、SMI（Superb Micro-vascular Imaging）はさらに微細で低速な血流を、高い分解能で描出することができる。

　従来のドプラ技術では、血流以外の対象物からの不要なドプラ信号（モーションアーチファクト）に低速血流の信

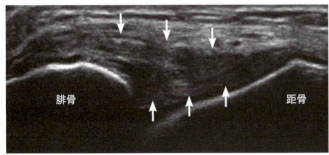

Bモード長軸像：腓骨と距骨間に腫脹した前距腓靱帯（矢印）が観察される。

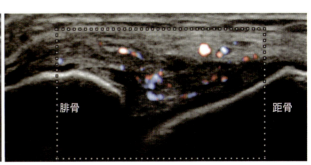

カラードプラ像：腫脹した前距腓靱帯に豊富な血流が観察される。

図1　前距腓靱帯損傷（受傷当日）

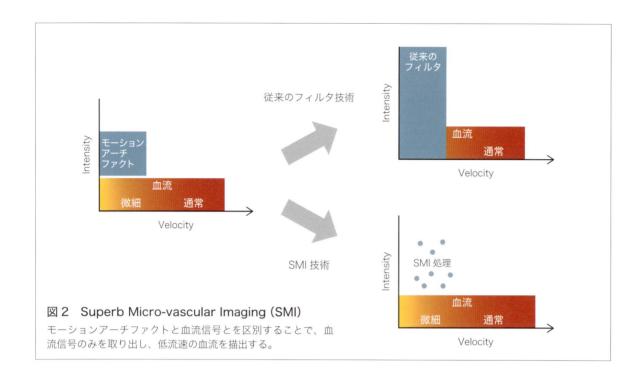

図2 Superb Micro-vascular Imaging (SMI)
モーションアーチファクトと血流信号とを区別することで、血流信号のみを取り出し、低流速の血流を描出する。

号が埋もれてしまうため、低流速域での血流の描出が困難であった。SMI は、モーションアーチファクト特有の特徴を解析し、血流信号と区別することで、血流信号のみを取り出し、低速血流の描出を可能にしている（図2）。

[症例] ジャンパー膝

ジャンパー膝では膝蓋腱近位部深層は低エコーとなり、fibrillar pattern の乱れ、不明瞭化、消失が観察される。このような変化は膝蓋腱近位正中の深層に観察され、大部分の例では膝蓋腱の内外側 1/3 と表層は正常であることが多いが、疼痛や腫脹が著しい例や慢性例では膝蓋腱全体に変化が生じることがある。

ジャンパー膝の症例では膝蓋骨近位部の深層に血流増加を認める。カラードプラ法でも血流の描出が可能だが、SMI を用いると、より微細な血流を描出することができる（図3）。

Angio PL.U.S.

Angio PL.U.S.（PLanewave UltraSensitive imaging）

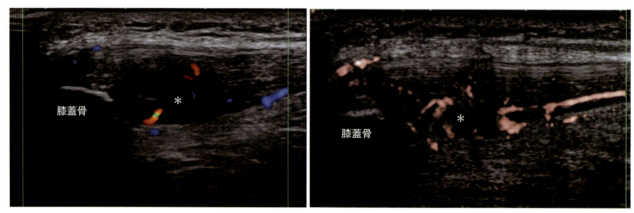

カラードプラ像：膝蓋骨に付着する膝蓋腱近位部（＊）にわずかな血流増加が観察される。

SMI 像：同部の血流増加が明らかである。

図3 ジャンパー膝の血流評価

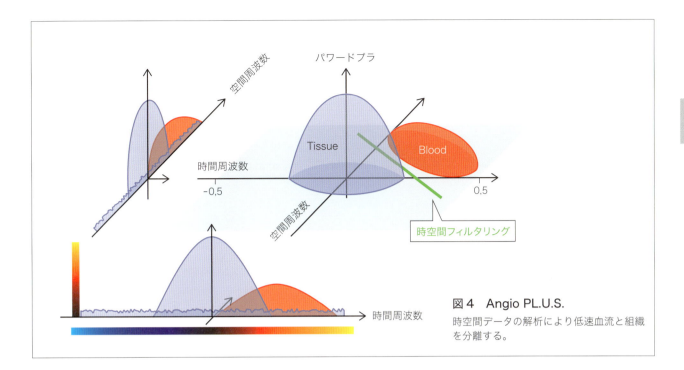

図4 Angio PL.U.S.
時空間データの解析により低速血流と組織を分離する。

は低速血流を高感度にイメージングする機能である。速度だけでなく、時空間データを解析することで（3D smart wall filter）、従来のドプラ法では困難であった低速血流の検出を実現した（図4）。表示モードとして、RT（リアルタイム）モードとHD（高解像度）モードがある。

［症例］アキレス腱縫合術後
　アキレス腱断裂に対しアキレス腱縫合術を行うと、術後数ヵ月にわたりアキレス腱の腫大と血流増加が観察される。カラードプラ法でも血流の描出が可能だが、Angio PL.U.S.を用いると、より微細な血流を描出することができる（図5）。

組織弾性（硬さ）の評価

Strain elastography

　Strain elastographyは、プローブの圧迫動作により加圧された病変部位の歪み（strain）を計測し、その空間的

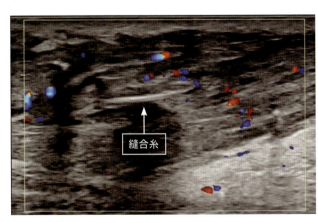

カラードプラ像：アキレス腱縫合部に軽度の血流増加を認める。

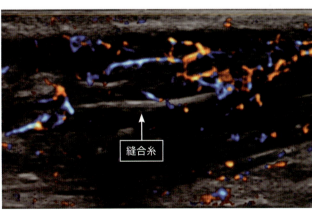

Angio PL.U.S.像：同部の血流増加が明らかである。

図5　アキレス腱縫合術後（2.5ヵ月）の血流評価

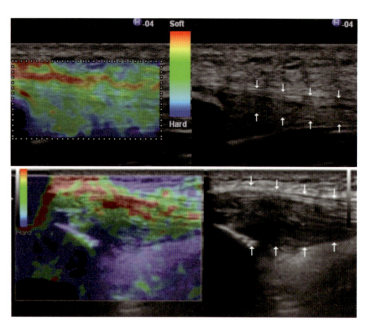

図6 Strain elastography
［上］正常の膝蓋腱は均一な太さで、ほぼ均一な硬さを示す。
［下］ジャンパー膝の膝蓋腱は近位で腫大し、浅層は軟らかく、深層が硬い。

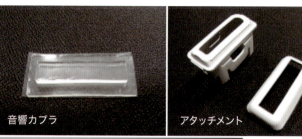
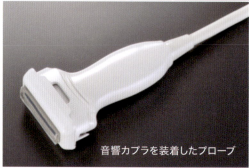

図7 Strain elastography用の音響カプラ

分布をカラーで表示する技術である。相対的な組織の硬さが画像化され、軟らかいところは赤く、硬いところは青く表示される（図6）。乳腺領域で早くから臨床応用され、有用性が認められている。

乳腺の場合、計測対象となる腫瘍の近くには、正常乳腺組織という比較的硬さが安定し、基準となる組織が存在する。しかし、運動器では基準となる組織が存在しない場合があり、硬さの相対値を算出できないという欠点があった。

そこで、プローブに装着する、硬さが安定しているエラストマー樹脂の音響カプラが開発された（図7）。この音響カプラをプローブに装着してstrain elastographyを行い、カプラと対象部位とのstrain ratioを計測することで、運動器の組織の硬さを客観的に判断することができるようになった。

［症例］高周波治療によるヒラメ筋の硬さの変化

下腿三頭筋の中でも深部に位置するヒラメ筋に対して高周波治療を行い、治療前後のヒラメ筋の硬さを評価した。高周波治療施行前に計測した音響カプラに対するヒラメ筋のstrain ratioは1.44であり、高周波治療施行後に計測

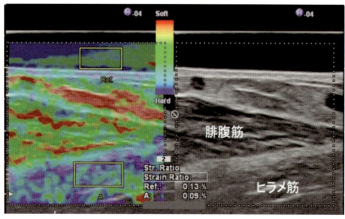
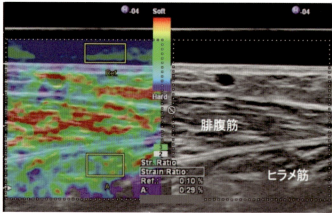

高周波治療前：音響カプラに対するヒラメ筋のstrain ratio = Ref/A = 0.13/0.09 ≒ 1.44

高周波治療後：音響カプラに対するヒラメ筋のstrain ratio = Ref/A = 0.10/0.29 ≒ 0.34

図8 高周波治療前後のヒラメ筋の硬さの変化

した音響カプラに対するヒラメ筋のstrain ratioは0.34であった。高周波治療によりヒラメ筋の硬さが柔らかくなったことが確認された（図8）。

Shear wave elastography（SWE）

超音波を照射することで生体組織に圧迫が加わると、その反動で横方向に剪断波（shear wave）が生じ、その伝播速度は生体の弾性（硬さ）に依存する（図9）。

Shear waveの速度を超音波装置で計測することにより、組織の硬さの空間的分布をカラー表示することができる。また、関心領域を設定することにより、組織内の伝播速度を表示することができ、伝播速度が速いほど組織が硬いことを示す。

［症例］肢位による筋肉の硬さの変化

Shear wave elastographyを用いて、坐位下垂位と立位での下腿三頭筋の硬さの変化を観察した。坐位下垂位では下腿三頭筋は弛緩し、SWEで柔らかく（赤く）描出され、立位では硬く（青く）描出される（図10）。

下垂位でのshear waveの伝播速度は腓腹筋1.63 m/sec、ヒラメ筋2.17 m/secであり、立位でのshear waveの伝播速度は腓腹筋6.16 m/sec、ヒラメ筋3.66 m/secであった。

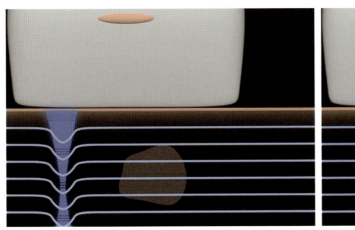

超音波の照射によって生体に圧迫を加えると、その反動で横方向に剪断波（shear wave）が伝わる。

剪断波の伝播速度は組織の弾性によって変わる。

図9　Shear wave elastography

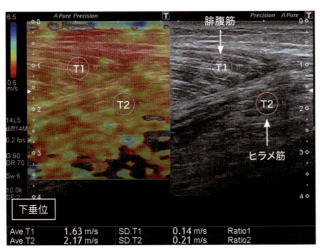

Shear wave伝播速度：腓腹筋1.63 m/sec、ヒラメ筋2.17 m/sec

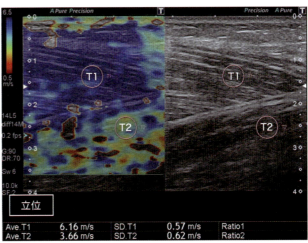

Shear wave伝播速度：腓腹筋6.16 m/sec、ヒラメ筋3.66 m/sec

図10　Shear wave elastographyによる下腿三頭筋の硬さの評価

スポーツ現場で役立つ！ 運動器エコー指南書

3 肩関節

服部惣一●亀田メディカルセンター・スポーツ医学科

肩スポーツ損傷における超音波診断の有用性

　スポーツ現場で遭遇する肩関節の損傷は、軟部組織の損傷がほとんどである。大きな可動性を持つ関節であるがゆえに、腱、筋、関節唇、靱帯による安定性の維持が必要不可欠であり、それらの構造こそがスポーツ外傷・障害での責任病変となる。単純X線写真で診断できる病態はきわめて少なく、第一選択の画像モダリティーとして超音波が果たす役割は大きい。

　スポーツ活動に伴う軟部組織損傷においてMRIが有用であることは論を待たないが、スポーツ現場ですぐに利用できるものではなくコストもかかる。また基本的には静止画であり、動きを視覚化し病態を考えることはできない。

　それに対して超音波では、動態の評価に加えて血流や組織弾性の評価を行うことで、一歩進んだ病態の理解が可能になる。ただし、肩関節は球関節であるため異方性anisotropy（超音波の入射角度と腱などの線維配列方向によって、輝度が変化する現象）の影響を受けやすく、operator dependentという超音波の特徴が強調されやすい関節ともいえる。また、関節内の構造である靱帯・関節唇を包括的かつ詳細に評価するにはMRIが必要となることも多い。

超音波ガイド下インターベンション

　超音波ガイド下注射は、従来のランドマークを頼りにした方法よりも正確な注射が可能である。肩関節の領域では、肩峰下滑液包炎や石灰沈着性腱板炎や上腕二頭筋腱腱鞘炎に対する注射において、その効果が先行研究にて認められている[1]。また、筋外膜間の結合組織や末梢神経周囲に、超音波ガイド下に薬液や細胞外液、5％グルコースを注入する手技は、エビデンスにはまだ乏しいが、エキスパートの間では有用な治療として確立されつつある[2]。

　このような超音波ガイドによる注射は、ターゲットとする部位への薬液注入が正確にできるため、除痛効果が確実である。超音波ガイド下注射が羅針盤となり、より正しい診断と病態の把握に到達することが可能になる。これからのスポーツ医にとって、肩の超音波ガイド下注射は必須の技術といえよう。

◆

　本稿では肩スポーツ障害として投球障害肩を取り上げ、スポーツ外傷としては肩関節前方脱臼、肩鎖関節損傷について解説する。超音波ガイド下インターベンションに関しては、すでにエビデンスが確立した肩峰下滑液包注射、上腕二頭筋腱腱鞘注射、肩甲上腕関節内注射にとどまらず、肩甲上神経や腋窩神経周囲の注射や結合組織間に対する注射についても説明する。

投球障害肩

インターナルインピジメント

　投球障害肩では、インターナルインピンジメントに端を発して症状をきたす場合が多くみられる。投球動作のlate cocking phaseにおける外転外旋位で、後上方関節唇と腱板の関節面側が衝突し損傷をきたす。いわゆるSLAP（superior labral tear from anterior to posterior）と、腱板の関節面側不全断裂である。

　超音波で上方関節唇を描出するには、肩鎖関節・肩峰・肩甲棘で囲まれた三角形にコンベックスプローブを置き、上腕骨頭の方向へ傾ける。次に90度外転し、内旋外旋を

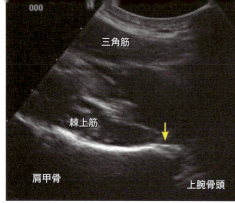 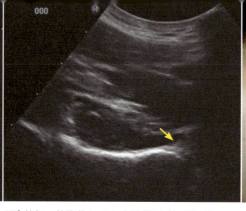 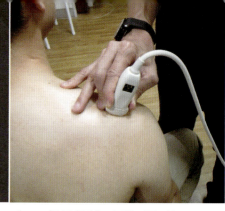

図1　SLAPの超音波所見
90°外転・内外旋中間位にて上方関節唇（矢印）がisoechoicな領域として描出される。

90°外転・外旋位にて上方関節唇（矢印）がpeel backしており、type IIの損傷（関節唇の剥離）を示唆する。

プローブは肩鎖関節・肩峰・肩甲棘で囲まれた三角形に置く。

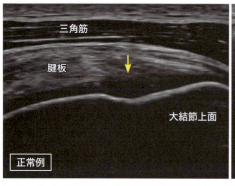 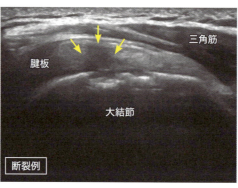 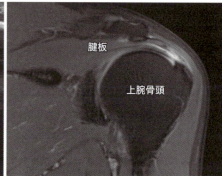

図2　棘上筋腱・棘下筋腱の関節面側断裂
正常例でも関節面側の付着部（矢印）は低エコーとなっておりanisotropyである。

棘上筋腱・棘下筋腱の関節面側に低エコー領域（矢印）として断裂を認め、大結節の骨不整像も伴う。

MRI斜矢状断でも棘上筋腱・棘下筋腱の関節面側（すなわち骨頭側）に高輝度変化として部分断裂像を認める。

行い、上方関節唇の動態を観察する[3]。異常例では外旋時に関節唇のpeel backが観察される（図1）。

棘上筋腱・棘下筋腱の関節面側断裂は、肩関節の前外側にプローブを置くことで描出される（図2）。関節側の線維はsuperior facet付着部で走行が変化するためanisotropyになりやすく、不全断裂と間違えやすい。そのため、プローブの長軸の内側縁を押したり（rockingと呼ばれる操作）、超音波ガイド下注射にてコントラストを生じさせて断端を明瞭にする工夫が必要である。

リトルリーガーズショルダー

成長期に起こる代表的な投球障害肩としてリトルリーガーズショルダー（近位骨端線離開）が挙げられる。投球時における上腕骨への捻転ストレスが原因と考えられている。通常は単純レントゲン写真で骨端線の左右差を見て診断するが、超音波では骨端線の開大のみならず骨膜肥厚やドプラモードにより血流増加も認める[3]。

上腕骨長軸像を描出しながらプローブを前後方向へ移動させ、骨端線の全体像を観察する。左右同じ肢位で同じ場所を比較する必要がある（図3）。

GIRD

インターナルインピンジメントの要因として、後方関節包、棘下筋、小円筋、上腕三頭筋のタイトネスによるGIRD（glenohumeral internal rotation deficit＝肩甲上腕関節の内旋制限）が挙げられる。GIRDのために上腕骨頭のコンタクトポイントが関節窩中央から後上方にシフトし、腱板と関節唇の衝突が起こると言われる。超音波エラストグラフィを使用して後方関節包や後方筋群のタイトネスを定量化することが可能との報告がなされている[4]。

外傷

肩関節前方脱臼・Hill-Sachs病変

肩関節前方脱臼は若いコンタクトスポーツ選手でよくみられる。脱臼し整復操作が必要となった場合は診断が容易だが、本人の脱臼感のみで亜脱臼が疑われるよう場合は画像診断が必須である。通常はMRIで確定診断を行うが、スクリーニングでは超音波が有用である。

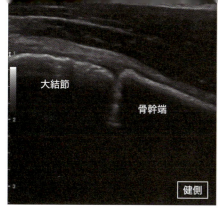
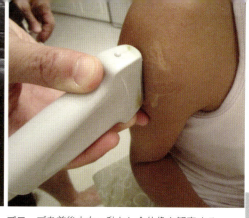

図3 リトルリーガーズショルダー

患側では大結節と骨幹端との距離が増大している。

プローブを前後方向へ動かし全体像を観察する。

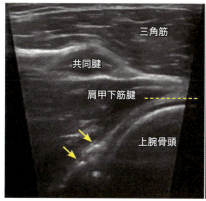
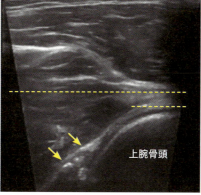
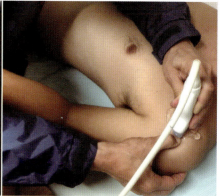

図4 Bankart損傷
前下方の関節唇（矢印）が点状高エコーとして描出される。

前方からストレスをかけると骨頭が5 mmほど後方移動し、関節唇が骨頭側へ移動した。

烏口突起遠位で肩甲下筋腱の長軸にプローブを置き、内側縁を押し付ける。さらに骨頭を前方から押して移動距離をみる。

　Bankart損傷（脱臼に伴う前下方の関節唇損傷）を見た場合は、仰臥位とし、肩関節は下垂位で外旋位（不安感が出現するまで）とする。烏口突起より下方にプローブを置き、共同腱の短軸像およびその深部に存在する肩甲下筋の筋性部分の長軸像を描出する。その深部に上腕骨頭と関節窩前縁の関節唇が描出される（図4）。プローブの内側縁を皮膚に押しつけるような形で観察する。Relocationテストのように骨頭を徒手的に後方へ圧迫することによって、骨頭の移動距離を算出し、不安定性の評価とすることもある。左右を比較して移動量の差を計測する必要がある。

　前下方の関節唇に比較して、Hill-Sachs病変（上腕骨頭の陥没骨折）は描出しやすい。坐位の状態で骨頭の後方にプローブを置き、棘下筋の付着部を描出するように観察する。正常でも骨頭軟骨と大結節との間にはsulcusが存在するため、やはり左右を比較する必要がある（図5）。

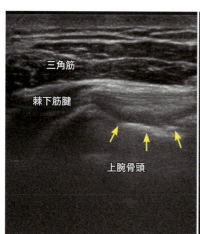
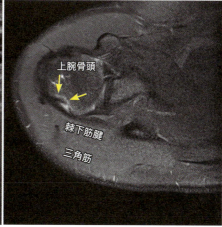
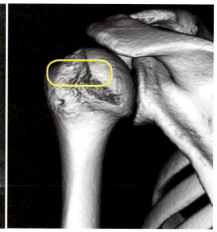

図5 Hill-Sachs病変
棘下筋腱付着部の近位に上腕骨頭の陥凹（矢印）としてHill-Sachs病変を認める。

MRIでも棘下筋腱付着部の近位に上腕骨頭の陥凹（矢印）を認める。

再構築CT（左肩関節を後方より観察）にてプローブ位置を示す。

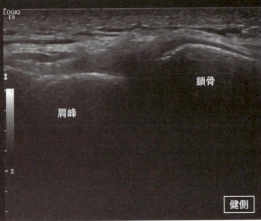

図6 肩鎖関節損傷　　患側は健側と比較し、上に凸となった低エコー領域を認め、血腫の存在が示唆される。

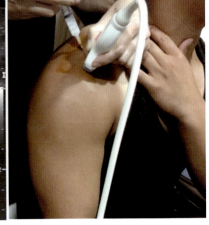

正常では関節円板が存在し関節内注射が困難だが、損傷例では容易に注入できる。

肩鎖関節脱臼

肩鎖関節脱臼もやはりコンタクトスポーツ選手でよくみられる外傷である。肩鎖関節部の圧痛や視診でのピアノキーサインが特徴的であるが、転位のない損傷（Ⅰ度の脱臼）では超音波検査が有用である。

肩鎖関節に対して長軸となるようプローブを置き、観察する。触診による圧痛部位が肩鎖関節と一致するか確認するsonopalpationが有用である。

損傷例（Ⅰ度）では関節内に低エコー像を認めるのみであり、左右比較が必要である（図6）。前方が開大し、後方が狭いという特徴がある。

慢性に経過した症例や、直近の試合のために除痛を得たい場合には関節内注射を行う。正常例では関節円板があるために注入困難であるが、損傷例では薬液が容易に注入される。

インターベンション

上方腱板（棘上筋腱・棘下筋腱）の描出と肩峰下滑液包への注射

超音波解剖

スポーツ選手のみならず一般人に対しても最も汎用性の高い描出方法と注射である。坐位にて肩関節は伸展位とする。まず、結節間溝が短軸で描出されるようにプローブを置く。大結節上で90度プローブを回転させ、棘上筋腱の長軸像を描出する。骨頭中心に向けながらプローブを後方へスライドさせると、大結節の骨形態が変化し棘下筋腱が描出される。

棘上筋腱・棘下筋腱と三角筋の間にperibursal fatで囲まれた低エコー領域として肩峰下滑液包（subacromial bursa；SAB）が描出される。超音波にて上方腱板断裂を認める症例や、腱板炎を示唆する肩峰下滑液包の水腫を認める症例で、身体所見と合致すれば注射の適応となる。

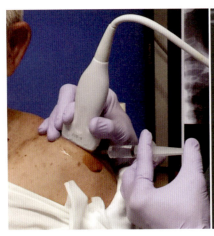

図7 肩峰下滑液包への注射

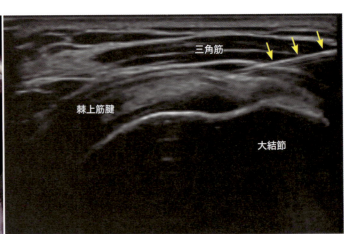

平行法にてperibursal fatに囲まれた領域へ針先を進める。

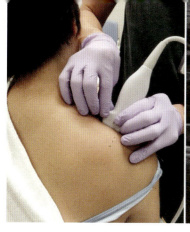 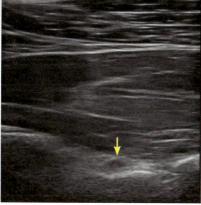 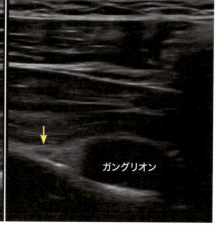

図8 棘上筋窩に生じたガングリオン
肩鎖関節・肩峰・肩甲棘で囲まれた三角形にプローブを置く。

棘上筋窩に位置する肩甲上動脈および神経

ガングリオンによって圧排された肩甲上神経

肩峰下滑液包注射（図7）

薬液はトリアムシノロンアセトニド 20 mg を使用する。頻回のステロイド注射を避けたい症例では、ヒアルロン酸ナトリウム 25 mg を用いる。即時的な効果を期待して1％リドカインを上記に混ぜ、鑑別診断の手がかりとする。

棘上筋腱の長軸像をランドマークとして描出し、平行法にて行う。モニターにて針の長軸像を確認し peribursal fat に囲まれた領域へ針先を進める。針先を微調整して、抵抗なく薬液が入る箇所を探し、薬液を注入する。

肩甲上神経の描出とガングリオン穿刺

超音波解剖（図8）

肩甲上神経は上神経幹の上外側部から分岐し、肩甲舌骨筋と伴走し肩甲上切痕に至る。上肩甲横靱帯の下を通過し、棘上筋窩にて棘上筋および肩甲上腕関節上方へ分枝を出す。最後に肩甲棘切痕を経て棘下筋へと進入しつつ、棘下筋窩にて肩甲上腕関節後上方へも分枝を出す。

肩鎖関節・肩峰・肩甲棘で囲まれた三角形にプローブを置き、その内側縁を皮膚に押しつけるようにして観察する。マイクロコンベックスプローブが利用可能であれば使用する。棘上筋窩において肩甲上動脈・神経が短軸像にて描出される。上方腱板の筋力低下が認められる症例において、ガングリオンによる肩甲上神経の圧迫像が観察されることがある。

ガングリオン穿刺（図9）

ガングリオンが棘上筋窩に存在すれば、坐位にて穿刺を行う。後方の棘下筋窩に存在する場合には、側臥位でアプローチする。針は18ゲージ以上の太さを使用し、生理食塩水も用意しておく。肩峰・肩鎖関節・肩甲棘で囲まれた三角形にプローブを置き、平行法にて近位側より針を挿入し、ガングリオンの穿刺を行う。吸引困難な場合は生理食塩水10 ccによる灌流・吸引が効果的である。

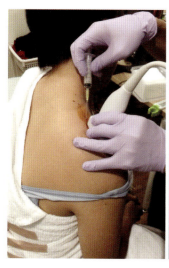 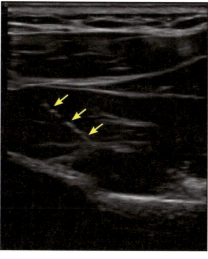 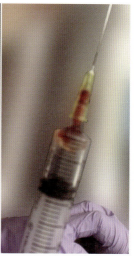

図9 ガングリオン穿刺
平行法にて近位から穿刺する。

針先を確認しながら進める。

吸引されたガングリオン

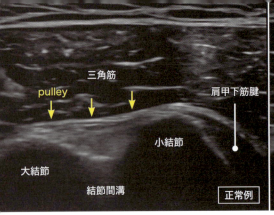
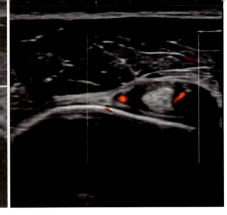

図10 上腕二頭筋長頭腱 短軸像
表面にはpulley（烏口上腕靱帯・上関節上腕靱帯・腱板から構成される）が存在する。

腱鞘内に低エコー領域（水腫）がみられる。

ドプラモードにて血流増加像を認める。

上腕二頭筋長頭腱炎と腱鞘内注射

超音波解剖（図10）

上腕二頭筋長頭腱は上方関節唇から起始し、結節間溝を通過した後に筋に移行する。烏口上腕靱帯と上肩甲上腕靱帯からなるpulleyと呼ばれる構造によって、上腕二頭筋腱は結節間溝内に留まっている[5]。上腕二頭筋長頭腱のほとんどの病態が、この箇所で起こる。

短軸像にて大結節、小結節および結節間溝内を走行する上腕二頭筋長頭腱を描出する。結節間溝からの逸脱や扁平化、水腫やドプラモードでの血流増加が異常所見である。ただし、症状を伴わない症例も存在するため、圧痛やスピードテストなどの上腕二頭筋腱ストレステストが陽性であることを確認する必要がある。

腱鞘内注射（図11）

腱断裂が起こる可能性があるため、注射での薬液はヒアルロン酸ナトリウムを第一選択とする。効果に乏しい場合はトリアムシノロンアセトニド20 mgを使用するが、アスリートの場合は十分な説明が必要である。即時的な効果を得て鑑別診断の手がかりとするために1%キシロカインも併用する。

坐位でも可能であるが、モニターでの針の上下方向の動きと、手の水平方向の動きが合致しないため難易度が上がる。時間が許せば仰臥位をとった方が容易となる。肩関節は15度外旋位とし、上腕二頭筋長頭腱短軸像を描出した状態で平行法にて行う。

肩甲上腕関節内注射

後方アプローチが一般的に推奨されている[1]。後方のタイトネスがあり、棘下筋周囲のリリースを併用する場合に後方アプローチは有効である。

それに対して前方アプローチでは、烏口下滑液包〜腱板

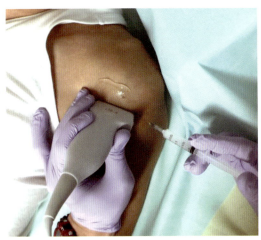
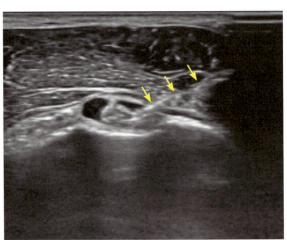

図11 上腕二頭筋長頭腱 腱鞘内注射
仰臥位とし、平行法にて注射する。

平行法にて針先を腱鞘内へ進める。

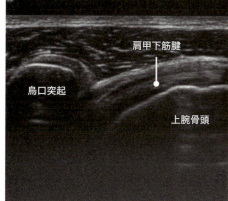
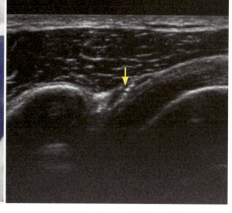

図12 肩甲上腕関節ならびに烏口下滑液包〜腱板疎部注射

烏口突起と肩甲下筋腱（長軸像）の近位部を描出する。

仰臥位で可及的に外旋させ、交差法にて注射する。

肩甲下筋腱表層部の烏口下滑液包に薬液を注入した後（矢印）、針の進入角度を深くして肩甲下筋腱の深部（肩甲上腕関節内）にも薬液を注入する。

疎部〜肩峰下滑液包（10.7％の症例で交通する[6]）のスペースに対する注射が同時に可能である。どの注射を併用するかによって、前方か後方かアプローチ法を決定する。肩甲上腕関節内に責任病変の1つが疑われる症例が適応となる。

烏口下滑液包〜腱板疎部注射・肩甲上腕関節内注射（図12）

烏口突起と上腕骨頭の間にプローブを置く。烏口突起の外側で肩甲下筋腱を認め、その深層に肩甲上腕関節腔が認められる。

仰臥位をとった方が注射は容易である。肩関節は可及的に外旋位とし、烏口突起と上腕骨頭を描出し交差法にて下方から針を進入させる。まず肩甲下筋腱の表層部に針先を移動させ、薬液を注入する。次いで針の進入角度を深くして肩甲下筋腱の深部へ針先を到達させ、肩甲上腕関節内にも薬液を注入する。

肩関節後方への注射

後方のタイトネスにより水平内転や外転位での内旋に制限が存在する症例や、関節鏡術後で後方ポータル部の癒着が改善しない場合に、棘下筋腱の表層部と深部への注射を筆者は用いている。

肩関節後方関節唇ならびに棘下筋の筋内腱の長軸像を描出するようにプローブを置くと、棘下筋の深部に肩甲棘切痕部を認め、同部位に肩甲上動脈と肩甲上神経が存在する。また、棘下筋の表層部には三角筋が存在する（図13；▶動画3-1）。

側臥位にて、上腕は軽度内転・内旋位とする。60mmの25Gカテラン針を使用し、薬液は生理食塩水やヒアルロン酸を使用するが、1％リドカインを少量混入する場合もある。棘下筋の長軸像と棘下筋窩を描出し、平行法にて注射を行う。棘下筋窩まで針を進め、肩甲上神経を誤穿刺しないように注意を払いながら同部位に薬液を注入する。その後に

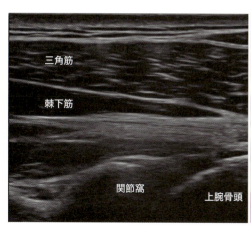
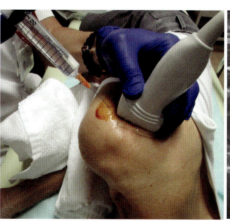
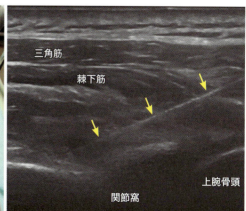

図13 肩関節後方への注射

肩甲上腕関節のレベルで棘下筋（長軸像）を描出する。

側臥位（この症例では左側臥位）とし、骨頭側から平行法にて注射する。

棘下筋窩で肩甲上神経・棘下筋下脂肪体へ薬液を注入し、針を引いて三角筋と棘下筋の間にも注入する。▶動画3-1

動画3-1

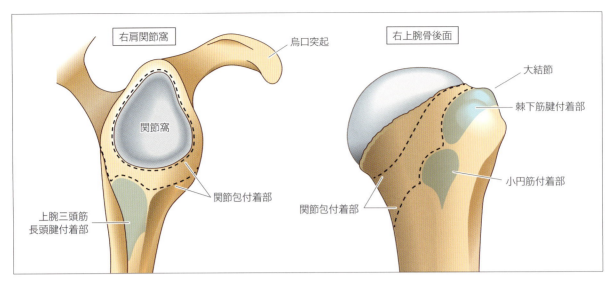

図14 肩関節後下方の解剖（文献7を参考に作図）

針を引いて、三角筋と棘下筋腱の間に針先を進め、薬液を注入して両者が剥離されることを確認する。

肩関節後下方および四辺形間隙への注射

後下方のタイトネス（3rdポジションでの内旋制限）が存在し、症状が持続する場合に、筆者は小円筋と上腕三頭筋長頭腱への注射を用いている。

小円筋は上腕骨頭の後下方に付着し、上腕三頭筋長頭腱は関節窩下方に付着する（図14）。上腕三頭筋長頭腱の表層部において、線維方向の異なる小円筋が走行するという位置関係を考慮すると、この部位への薬液による剥離がタイトネス改善に有用であると推察される。

超音波解剖（図15）

腋窩神経が肩後部の外側腋窩隙、すなわち四辺形間隙（quadrilateral space；QLS）で絞扼を受けて生じる障害をQLS症候群と呼ぶ。QLSとは上腕骨外科頸、上腕三頭筋長頭腱、大円筋、小円筋との間で囲まれた間隙で、腋窩神経とともに後上腕回旋動静脈が通過する。野球の投球、テニスのサーブやバレーボールのアタックなどオーバーヘッド動作によって生じる障害である。診断的治療として同部位のブロックの有用性が指摘されているが、エコーガイド下に行うことで、より確実な注射が可能になる[8]。

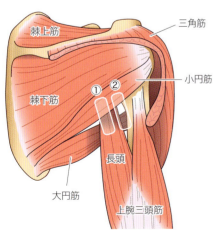
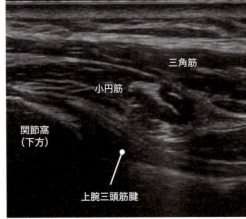
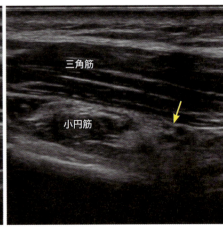

図15 QLSの超音波解剖（文献8を参考に作図）
①上腕三頭筋腱と小円筋を描出するプローブ位置
②QLSを描出するプローブ位置

QLSを取り囲む上腕三頭筋腱（長軸像）と小円筋（短軸像）、QLSを通過する腋窩神経および後上腕回旋動脈（矢印）が描出される。

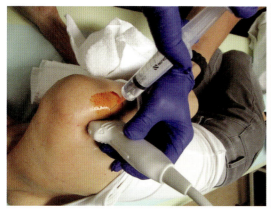

図16 肩関節後下方への注射
側臥位（この症例では左側臥位）とし、骨頭側から交差法にて注射する（平行法でも可能）。

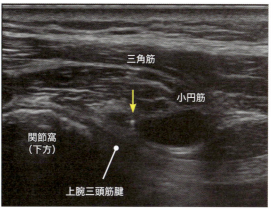

小円筋（短軸像）と上腕三頭筋腱付着部（長軸像）を描出し、両者の間に交差法にて薬液を注入する（矢印）。さらに上腕三頭筋腱の深部へもアプローチ可能である。

肩関節後下方への注射（図16）

肩関節後方への注射と同様に側臥位をとらせ、上腕は内転・内旋位とする。肩甲棘と平行にプローブを置いて棘下筋の長軸像を描出し、プローブを遠位に移動させると、関節窩下方に付着する上腕三頭筋長頭腱の短軸像が小円筋長軸像の深層に描出される。その位置でプローブを90度回転させると上腕三頭筋長頭腱の長軸像が描出される。

この部位にて上腕三頭筋長頭腱の浅層ならびに深層へ薬液を注入する。上腕三頭筋長頭腱深層へのアプローチでもQLSに近接した部位への注射となると推察される。

腋窩神経を描出しながらQLSを狙う場合は、その位置からわずかに上腕骨頭側へプローブを移動させる。小円筋より遠位に後上腕回旋動脈を認め（図15）、ドプラモードにてより動脈が鮮明となるため、伴走する腋窩神経を見つけやすくなる。同部位を描出しながら注射する。

参考文献

1. Lin A, et al. Clinical applications of ultrasonography in the shoulder and elbow. *J Am Acad Orthop Surg* 26(9): 303-312, 2018
2. Kobayashi T, et al. Effects of interfascial injection of bicarbonated Ringer's solution, physiological saline and local anesthetic under ultrasonography for myofascial pain syndrome: Two prospective, randomized, double-blinded trials. 金沢大学十全医学会雑誌 125(2): 40-48, 2016
3. 後藤英之：超音波検査でみるスポーツ障害・外傷 2. スポーツ障害・外傷における超音波検査の実際 1）肩関節. *Medical Technology* 43(5): 445-449, 2015
4. Takenaga T, et al. Posterior shoulder capsules are thicker and stiffer in the throwing shoulders of healthy college baseball players. *Am J Sport Med* 43(12): 2935-42, 2015
5. Jobe CM, et al. Gross anatomy of the shoulder. *Rockwood and Matsen's The Shoulder*, 5th ed, chapter 2, Elsevier, 2017, p.35-94
6. 三笠元彦：肩峰下滑液包造影. 肩関節 9(1): 161-178, 1985
7. Momma D, et al. Anatomic analysis of the whole articular capsule of the shoulder joint, with reference to the capsular attachment and thickness. *J Exp Orthop* 5: 16, 2018
8. Chen H, et al. Ultrasound-guided quadrilateral space block for the diagnosis of quadrilateral syndrome. *Case Reports in Orthopedics* 2015, Article ID 378627

スポーツ現場で役立つ！運動器エコー指南書

4 肘関節

宮武和馬 ● 横浜市立大学附属病院整形外科

スポーツによる肘障害を診察する際に最も重要なことは、どこが痛いのかを的確に判別することである。関節内なのか、関節外なのか、両者が混在しているのか。また、内側、外側、後方、前方のどの部分が痛いのかを見極めることが求められる。

その際に重要となるポイントは、まず圧痛である。圧痛は障害の部位を最も正確に語る。押して痛いところには、何かしらの障害が隠れている。ただ、圧痛だけでは病態、病状を捉えることができない。また、投球障害などでは圧痛がとりにくい障害も存在する。

どの部位に疼痛があるか触診で判別した後は、それぞれの障害に合わせた"special test"を行う。ここまでで概ね診断できるが、病状まではわからない。そこで画像検査が重要になってくる。スポーツによる肘障害は軟部組織の障害が多く、レントゲンで診断できるものは少ない。そのため、難治例ではMRIを用いて診断し、診断が遅れることが多くあった。近年、超音波検査の普及により、これらの障害を比較的簡単に診断することが可能になった。

本稿ではスポーツによる肘障害で頻度が高い内側、外側、後方の肘障害に絞って、超音波所見や注射の手技について解説する。

内側部の障害

（基本的なプローブの当て方と正常像 ➡ 図1, 6, 9）

内側上顆障害

野球選手における肘関節の障害は内側部に多い。成長期と成人期では同じ内側部でも構造が異なるため、障害の様相も異なってくる。成長期の最も脆弱な部位は、骨端の成長軟骨である。骨端線が開存している時期には、骨端の成長軟骨に障害が起こる。なかでも内側上顆障害が野球選手に多い障害である[1]。

内側上顆障害の診断は、内側上顆下端の圧痛と画像診断である。画像診断は超音波検査が簡便かつ有用である。特に初期の変化はレントゲンでは読影し難く、超音波検査では容易に診断できる。肘関節90度屈曲位として、内側にプローブを当てる。長軸像で内側上顆と鉤状結節を描出すると、それらを結ぶように内側側副靱帯（UCL：ulnar collateral ligament）が描出される（図1）。

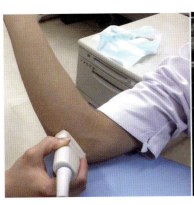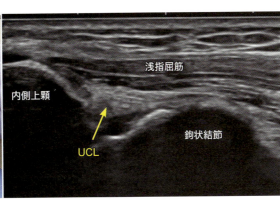

図1 肘関節90度屈曲位の内側走査

長軸像にて内側上顆と鉤状結節を結ぶようにUCLが走行している。

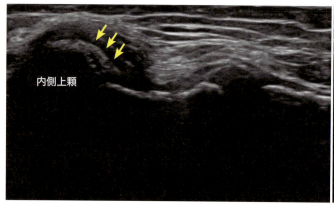

図 2a 内側上顆の UCL 付着部の不整像
13歳投手。内側上顆下端が不整。内側上顆障害の初期の所見である。

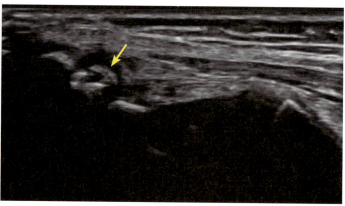

図 2b 内側上顆の分離・分節像
11歳投手。内側上顆下端に分離・分節した骨片を認める。

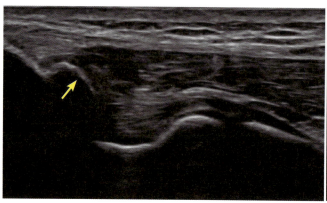

図 2c 内側上顆の突出像
13歳投手。内側上顆下端が凸に突出している。内側上顆障害の変形融合の所見である。

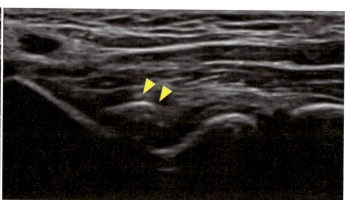

図 2d 無症候のオッシクル（ossicle）
40歳男性。成長期に野球の経験があるが、現在は行っていない。UCL内部に高エコー像を認める（▼）。高エコー像の下方は音響陰影を引き、骨片であることがわかる。野球を行っていた頃も肘に痛みはなく、現在も痛みはない。成長期の分離・分節像も同様のエコー画像を呈する。

異常所見としては内側上顆下端の不整像（図2a）、同部位の分離・分節像（図2b）、変形癒合した突出像（図2c）がみられる[2]。不整像は初期の病態であり、その後分離・分節像、突出像と変化していく。分離・分節は必ず融合するわけではなく、そのままオッシクル（ossicle）として遺残する場合もある。

疼痛がある場合は、安静が必要となる。安静期間は程度によって異なるが、通常は3ヵ月以内で痛みは鎮静化し、現場復帰が可能になる。痛みを我慢して無理に投げ続けると悪化することがあるが、内側上顆は痛みに敏感であり、疼痛が出てからでも十分対応可能で、手遅れになることは多くない。

プロ野球選手における調査によると、無症候のオッシクル（図2d）が30%に発見されている。オッシクルができたから野球ができなくなるわけでも、手術が必要になるわけでもない。ただ、肘内側に強い外反ストレスがかかる投球動作や、その原因である身体機能の改善を行っていかないと、いつまでも疼痛が再発してしまうので注意が必要である。

内側側副靱帯損傷

多くの野球選手が肘の内側に痛みを訴えて来院する。投球動作の加速期に肘の内側部には大きな外反力が加わり、内側上顆の骨化完了後はUCLが損傷しやすいといわれている[3]。トップレベルの野球選手の選手生命に関わる問題の1つとして、このUCL損傷がある。

一般的にUCL損傷が生じる部位は近位側が多いとされているが[4]、実際に外来診察をしていると遠位部（鉤状結節側）の疼痛を訴えることも少なくない[5]。筆者らの統計によると14〜15歳を境に逆転し、遠位部での圧痛が多くなっていた。骨端線閉鎖前は内側上顆下端の障害が多いが、骨端線が閉じるとともに疼痛の部位が変化する傾向がある。

したがって、単にUCL損傷として診断するだけでなく、

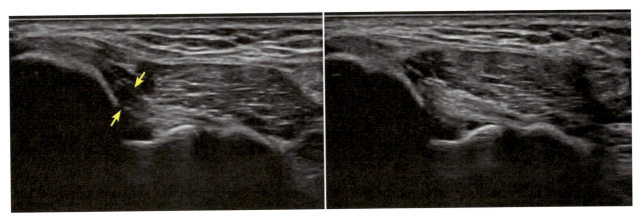

図3　異方性（anisotropy）
野球歴のない29歳男性。一見断裂所見に見えるが、プローブの角度によっては正常な靱帯線維が見える。超音波のビームが垂直に当たらないと無エコーとなり（図左）、超音波のビームが垂直に当たると靱帯は明瞭に描出される（図右）。

UCLのどの部位が障害されているか責任病巣を明らかにすることが重要で、それによって治療法も変わってくる。そのため筆者らは理学所見、単純レントゲン、MRI、超音波検査を用い、多面的な診断を行っている。特に超音波検査は細部まで観察できる有用な検査である。

まずは靱帯の断裂部を評価する。断裂部としては、近位部（内側上顆側）、実質部、遠位部（鉤状結節側）の可能性があり、近位部と決めつけず注意深く観察する必要がある。また、異方性（anisotropy）にも注意が必要であり、プローブを当てる角度によってエコー輝度が変化する。靱帯に対して垂直に超音波を当てないと異方性が出現し、あたかも断裂のように見える（図3）。

次に断端の有無、そして形状を見る（図4a）。UCLの線維束が途切れ、靱帯断裂部が無エコーに見える。UCLの断端が見られ、外反ストレスをかけると、断裂部が互いに離れる方向に動くので、さらに断端が明瞭となる。

靱帯の質的な変化も観察する必要がある（図4b）。正常な靱帯では線維束配列（fibrillar pattern）が鮮明に見える。靱帯に変性や断裂が生じると、線維束配列が乱れる。UCL内部が不均一になり、まだらな低エコー像が見られる。

投球側では度重なる力学的ストレスに反応して、靱帯が肥厚することもある。靱帯損傷直後に一過性に靱帯が腫脹することがあるが、これは浮腫であり、肥厚とは区別する必要がある。急性期には区別がつかないので、保存的な経過観察の後に判別する。痛みのある靱帯では肥厚していることが多いが、肥厚しているから再建術の適応というわけ

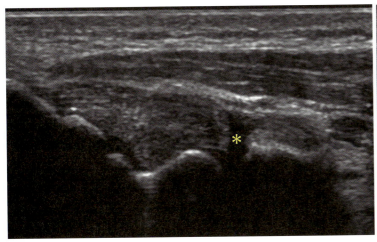

図4a　内側側副靱帯（UCL）の断裂
20歳投手。靱帯は実質部から遠位にかけて肥厚がみられ、深層部全層断裂を関節裂隙直上で認める（＊）。

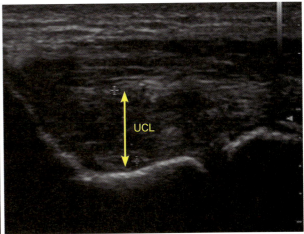

図4b　線維束配列の不整と靱帯の肥厚
20歳投手。靱帯は全体的に肥厚しており、内部に低エコー域がいくつかみられる。これが靱帯の線維束配列の乱れである。

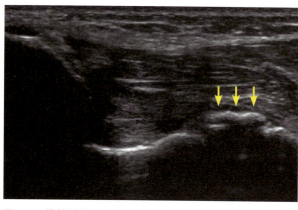
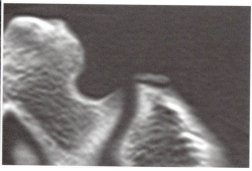

図4c　鉤状結節の層状離断
16歳投手。1球の投球で疼痛が出現した。関節面より遠位を見ると、鉤状結節に不整像を認める（矢印）。問診と超音波検査から剥離骨折を疑いCTを施行した。CTでは母床部周辺は骨硬化しており、新鮮な剥離骨折ではない。線維性軟骨が肥厚し骨化したもの、あるいは骨膜剥離後の反応性骨新生と考えられる。

ではないので注意が必要である。

次に骨性の変化を評価する。先に述べた内側上顆障害の遺残としてのオッシクルだけでなく、鉤状結節も観察する。骨膨隆、骨棘を呈するものや離断骨片、剥離骨折など様々な形状変化が見られる。離断骨片や剥離骨折は鉤状結節部の皮質ラインの不整像から診断できる（図4c）。

さらに関節の動揺性の評価を動的に行う。（図5；▶動画4-1）。実際の投球時に近いストレスで関節裂隙の開大距離の評価ができるため、徒手最大外反位で開大距離を評価する。健側との左右差が3mm以上開くと動揺性ありとする報告があるが[4]、プロ野球選手では3mm以上の動揺性があっても痛みなく投げている選手は多く存在しており、動揺性の評価はあくまでも参考程度とする。

内側上顆炎

内側上顆炎は前腕の回内屈筋群、特に円回内筋と橈側手根屈筋の共同腱の付着部炎である。外側上顆炎はテニス肘と呼ばれているが、内側上顆炎はゴルフ肘と呼ばれる。外側上顆炎より頻度が低く、好発年齢は30～50歳、男女比は2：1と男性に多い[6]。ここではスポーツ障害として記載するが、決してスポーツだけで起こるものではなく、日常でもありふれた障害である。

内側上顆の前方で回内屈筋群の圧痛を認め、wrist flexion testおよびforearm pronation testが陽性となる。軟部組織の障害であるため、単純レントゲンでは診断することは難しい。画像診断は超音波検査が簡便かつ有用である。

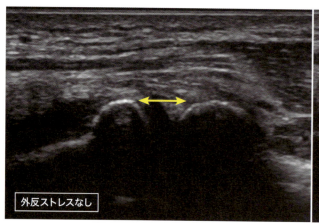
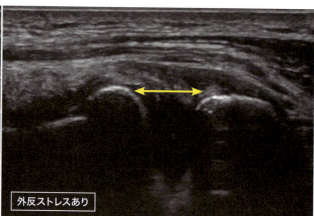

図5　腕尺関節の動揺性　▶動画4-1
20歳投手、靱帯断裂の症例である。徒手最大外反ストレスをかけると、腕尺関節の関節裂隙は10mmの開大を認めた。

動画4-1

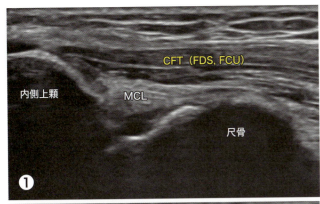
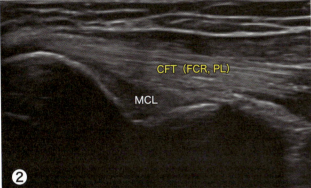
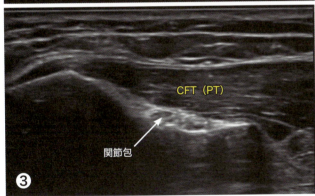

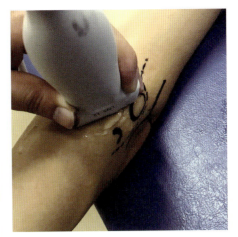
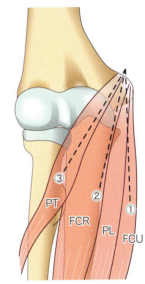

図6 Common flexor tendon；CFT の超音波解剖
プローブを肘関節内側に当て、内側側副靱帯を長軸像で描出する。そこからプローブを内側上顆の頂点を中心に前方へ回転させ、内側上顆に付着する FDS, FCU, PL, FCR, PT を描出する。

　まずプローブを肘関節内側に当て、内側側副靱帯を長軸で描出する（図6）。そこからプローブを内側上顆の頂点を中心に前方へ回転させる。内側上顆に付着する浅指屈筋（FDS）、尺側手根屈筋（FCU）、長掌筋（PL）、橈側手根屈筋（FCR）、円回内筋（PT）を描出する。これらは内側上顆の付着部では共同腱（common flexor tendon；CFT）をなしており[7]、近位では明確に区別が難しい。そのため、遠位から短軸で追っていき、どの腱成分が障害されているか把握すると良い。
　異常所見は、内側上顆の筋腱付着部の腫脹（図7b）、石灰化（図7a）、断裂像（図7c）、さらにはドプラによる血流シグナルの増加が診断に有用である。
　保存療法はストレッチや身体機能の改善が有用であるが、それでも治らない場合はステロイド注射を行う（図8）。多くの症例はステロイド注射により疼痛の軽減が目指せる。

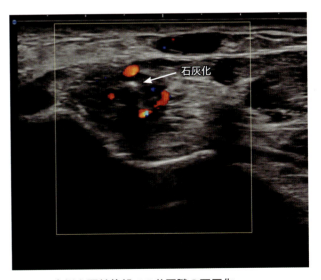

図7a　内側上顆付着部での共同腱の石灰化
共同腱（common flexor tendon）の内部に石灰化を認める。石灰化周辺には血流シグナルの増加がみられる。

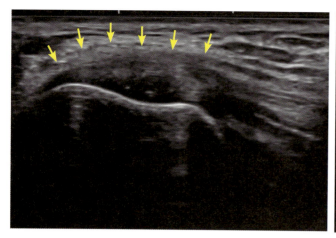

図 7b　内側上顆付着部での共同腱の腫脹
共同腱（common flexor tendon）が付着部で腫脹している。腫脹している部分は fibrillar pattern が不明瞭である。

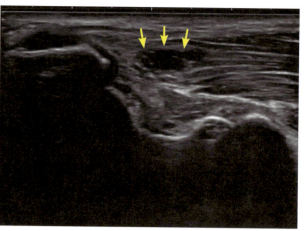

図 7c　内側上顆付着部での共同腱の部分断裂
浅指屈筋を中心とした共同腱の部分断裂が確認できる。

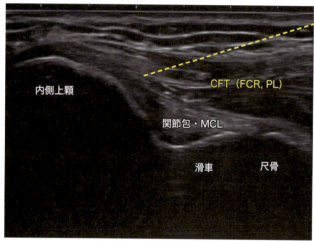

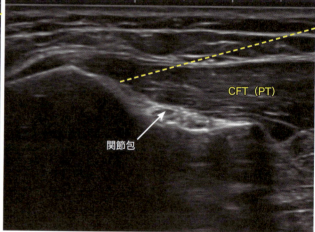

図 8　内側上顆への注射
橈側手根屈筋（FCR）、円回内筋（PT）どちらの症状かによって、インターベンションの方法は異なる。断裂部、血流シグナルの増加している部位での注射か、損傷した筋腱の深層を狙う。写真は交差法であるが、平行法の場合は点線の軌道で刺入する。

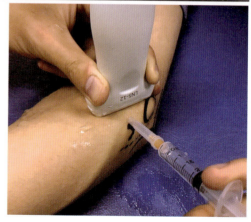

尺骨神経障害

　投球などの overhead sports では、急速に肘関節の屈曲・伸展を繰り返し、さらには外反ストレスも加わる。そのため尺骨神経の緊張が高まり[8]、尺骨神経障害を引き起こす。一連の神経のどこで障害を起こしているか診断することが最も重要である。

　まず鎖骨上や斜角筋の圧痛、Wright test、Allen test などを確認し、胸郭出口症候群を除外する。さらに圧痛や Tinel 徴候などで、どの部位で障害されているかを予測した後、超音波検査を行う。

　超音波検査は、仰臥位にて肩関節 90 度外転、肘関節 90 度屈曲位で行う。まず、尺骨神経に絞扼がないかを長軸像で確認する。次いで、短軸像で尺骨神経の走行を追っていく（図9）。

　典型的な異常所見には絞扼や腫脹、脱臼（図10；動画 4-2）があるが、必ずこれらを伴うわけではない。

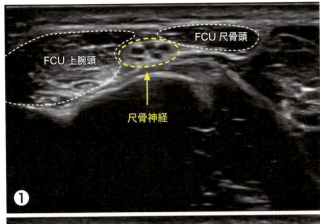
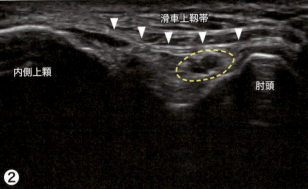
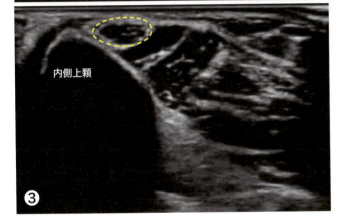
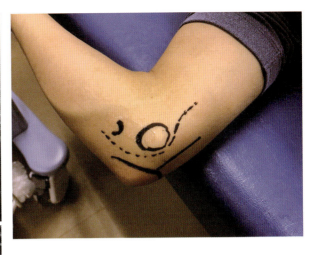
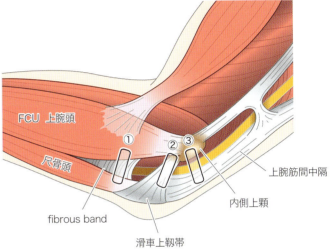

図9　尺骨神経の走行と超音波解剖（短軸像）

①尺側手根屈筋（FCU）の上腕頭と尺骨頭を描出し、その間を走行する尺骨神経を同定する。
②近位に移動していくと、滑車上靱帯が描出できる。
③さらに近位に移動し、内側上顆の後方で内側上顆と尺骨神経が接する位置を探す。内側上顆に沿って、平行法で尺骨神経の下方に注射する。

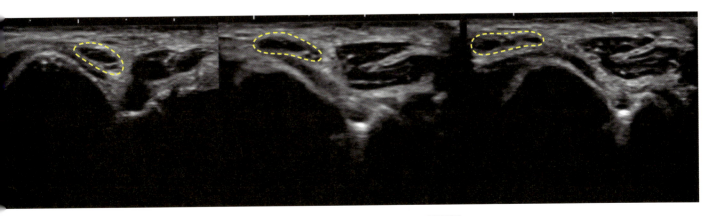

図10　尺骨神経脱臼　動画 4-2

肘関節の屈曲とともに尺骨神経は内側上顆の上に乗り上げる。最大屈曲位では反対側に神経が移動する。

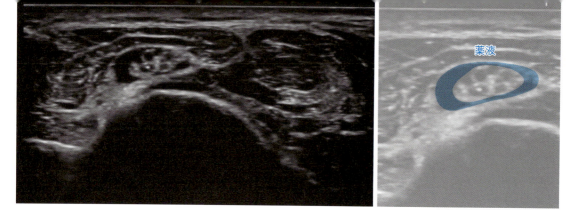

図11　Donuts sign（ドーナツサイン）
Paraneural sheath 内に薬液が入ると、尺骨神経の周囲を包み込むように薬剤が広がる。

　神経が腫れている場合は、paraneural sheath の中にステロイドを注入することもある。Paraneural sheath 内に薬液が入ると、神経のまわりに薬剤が広がるドーナツサインが見られる（図11）。
　尺骨神経障害に対するハイドロリリースの有用性も報告されている[9]。筆者は、腫脹を伴わない神経障害に対しては、肘部管周辺での生理食塩水・ヒアルロン酸を用いた注射も行っている。注射の際は誤穿刺や動脈内に薬剤を入れないように注意を払う。Bモードでもわずかに拍動を確認できるが、わからない場合は必ずドプラモードで確認する。

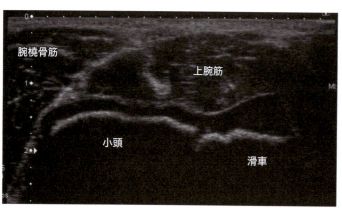 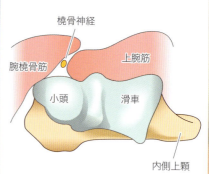 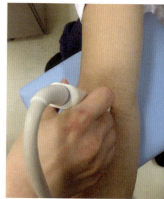

図12a　肘関節最大伸展位の前方走査：短軸像（小児）
外側の隆起が小頭、その横に滑車がある。両者の表面を帯状の低エコー像を呈する関節軟骨が覆っている。小頭の上に橈骨神経が走行している。

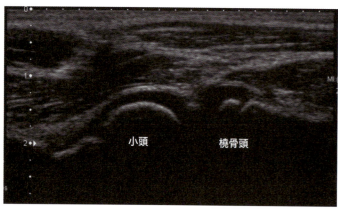 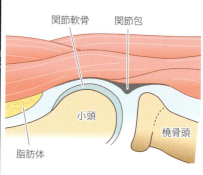 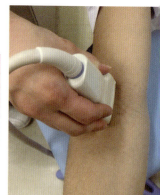

図12b　肘関節最大伸展位の前方走査：長軸像（小児）
左が小頭、右が橈骨頭である。小頭の軟骨下骨を丁寧に観察する。腕橈関節に前方の滑膜ヒダが入り込んでいる。

外側部の障害①

(基本的なプローブの当て方と正常像 ➡ 図12, 13)

上腕骨小頭離断性骨軟骨炎

　上腕骨小頭離断性骨軟骨炎（OCD）は、11〜12歳頃に上腕骨小頭の軟骨下骨に発生する骨端症である。その発症機序については、未だコンセンサスが得られていない。純外傷説[10]、持続外傷説[11,12]など外的要因と、血行障害説[13]、遺伝性素因説[14]、内分泌異常説[15,16]など内的要因が報告されている。

　ただ、投球過多により内側上顆に重度の骨軟骨障害をきたし、相当の機械的ストレスが加わっていると推測される例でも、小頭には異常が見られないことが多い。一方、肘のストレスが少ない少年サッカー選手の検診でOCDの発生が報告されている[17]。これらの事実からも、その発症には内的要因が大きく関与していると考えざるを得ない。

　内側上顆障害は痛みに敏感で、疼痛が出てからでも十分対応可能で手遅れになることは少ないと述べたが、OCDは初期には疼痛や可動域制限が出現することはない。疼痛が出現した時にはすでに分離期に進んでいることがほとんどで、その後は遊離期へと悪化することが多い。

　さらに悪化した場合は、遊離体や関節症の進行により著しい可動域制限をきたし、野球のみならず日常生活にも支障をきたすようになる。関節の破壊と変形が進むと、手術をしても元通りにすることはできない。

　OCDは静かに発症し、進行性に悪化する予後不良の障害である。そのため早期に発見し、早期に治療する必要がある。症状のない初期を敏感に診断できるのは超音波検査である。単純レントゲンではごくわずかな変化も、超音波検査では明瞭に捉えることが可能である（図14）。

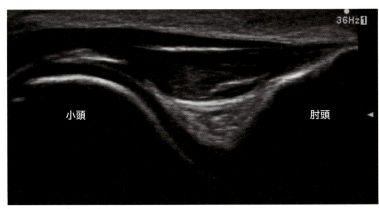
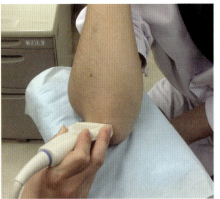

図13a　肘関節最大屈曲位の後方走査：短軸像（成人）
小頭は円状ではなく、滑り台のようななだらかな弧状に描出される。OCDの初期は小頭の外側縁から始まるため、外側縁まで描出することが重要である。

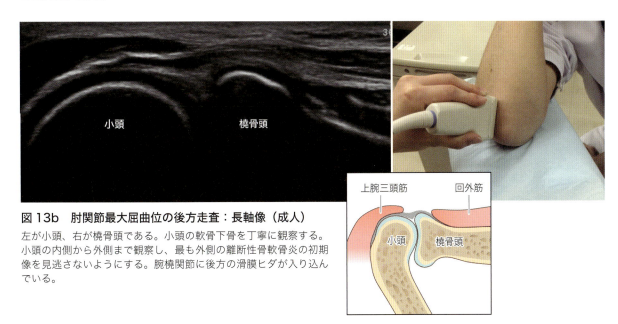

図13b　肘関節最大屈曲位の後方走査：長軸像（成人）
左が小頭、右が橈骨頭である。小頭の軟骨下骨を丁寧に観察する。小頭の内側から外側まで観察し、最も外側の離断性骨軟骨炎の初期像を見逃さないようにする。腕橈関節に後方の滑膜ヒダが入り込んでいる。

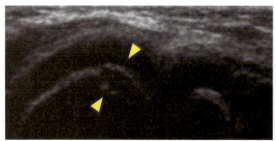
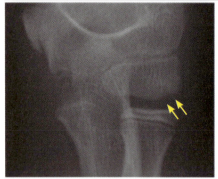

図14 検診で発見された初期の離断性骨軟骨炎
12歳5ヵ月。左投げ投手。自覚症状はない。検診にて超音波後方走査で外側に離断性骨軟骨炎を発見した。二次検診のレントゲンではわずかに病変部を確認できるが、超音波検査の方がはっきりと異常を確認できる。

図15 離断性骨軟骨炎の経過（初診時、保存療法5ヵ月、1年2ヵ月、2年）
レントゲンをみると、初診では外側に病変がみられるが、経過とともに病変部の位置が中央から内側寄りに移行している。超音波検査の短軸像でも同様に小頭の外側縁から内側に向かって病変が移行している。

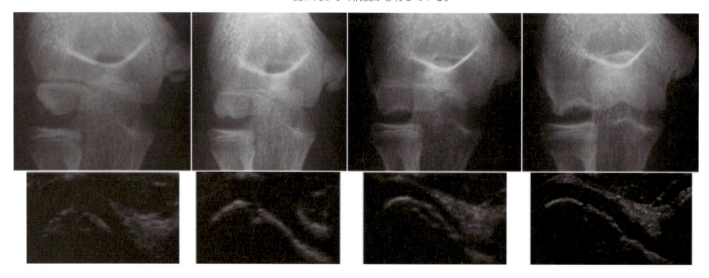

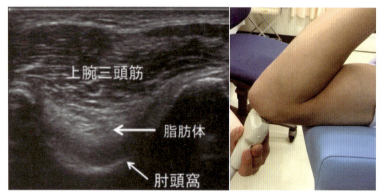

図16a 肘関節最大屈曲位の後方走査：短軸像（肘頭窩）
肘関節最大屈曲位で肘頭窩の観察が可能である。OCDの遊離体がとどまりやすい場所である。

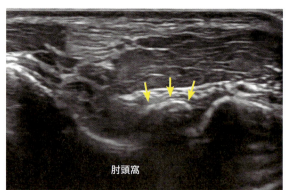

図16b 肘頭窩の遊離体
16歳投手。肘頭窩に高エコー像を認める。音響陰影を引いており、遊離骨片と診断できる。

OCDは外側から病変が始まり、内側に病変が移行する傾向がある[18,19]。病期を判断するためにも、後方走査短軸像が重要である（図15）。離断部が不安定な場合（▶動画4-3）は、病巣から剥がれ遊離体になることがある。遊離体が存在しないか、肘頭窩や鉤状窩など関節腔内をくまなく観察する（図16）。超音波では観察できない部位に遊離体が存在することもあるため、術前にはCTが必要である。

外側上顆の骨端線が残存している場合は治癒ないし病巣範囲の縮小が目指せるため、保存的治療を行う。障害の発生には内的要因の関与が大きいが、投球を続行すれば障害は増悪する。保存療法を行った初期例において、投球を完全に制限した群と、しなかった群では治癒率に明らかな差がある。投球は発生因子とはいえないが増悪因子であることは確かで、治療に際して投球中止は必須である。

保存療法でも治癒しなかった症例や、来院時にすでに外側上顆の骨端線が閉じている場合は手術を検討する。手術は病巣の大きさによって、肘関節鏡視下郭清術、骨軟骨移植術などを選択する。

外側部の障害②

（基本的なプローブの当て方と正常像 ➡ 図17）

外側上顆炎

上腕骨外側上顆炎は肘外側に疼痛を訴える、頻度の高い上肢の疼痛性疾患である。成人における有病率は1〜3%と比較的高い[6]。テニス選手に多くみられることからテニス肘と呼ばれている。圧痛、Thomsenテスト、中指伸展テスト、Chairテストなどで臨床診断を行う。

画像診断としては、単純レントゲンだけでは診断は困難である。近年ではMRI、エコーの普及により、より詳細

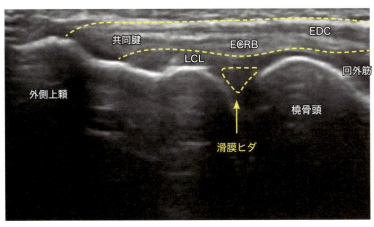
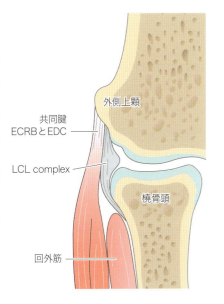

図17 外側走査
肘関節約100度屈曲位で外側からプローブを当てる。外側上顆と橈骨頭を描出すると、間に関節面が描出できる。外側上顆には総指伸筋（EDC）、短橈側手根伸筋（ECRB）さらには外側側副靱帯（LCL complex）が付着する。関節面には滑膜ヒダが確認できる。

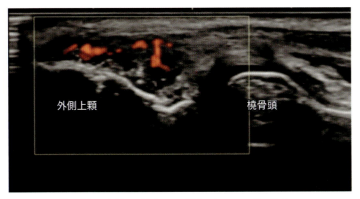

図18a 共同腱の血流シグナルの増加（パワードプラ）
共同腱のfibrillar patternの不整と血流シグナルの増加を認める。

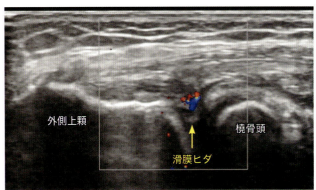

図18b 滑膜ヒダの血流シグナルの増加（カラードプラ）
滑膜ヒダに限局した血流シグナルの増加が見られる。

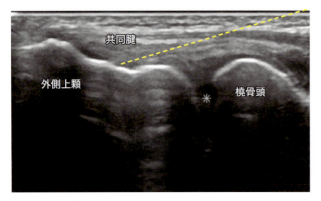

図19a 外側上顆への注射
共同腱（common extensor tendon）の深層部に針を刺入する。滑膜ヒダに炎症が疑われる場合は、滑膜ヒダに直接注射を加えることや、関節内に注射を追加することもある（＊）。数ヵ所に分けて打つこともあるため、交差法が望ましい。

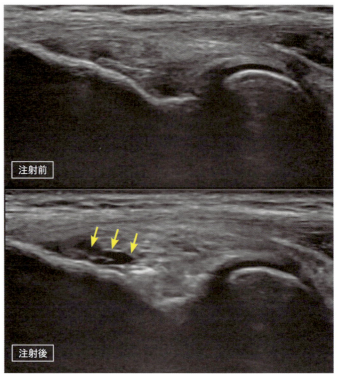

図19b 注射による断裂部の明瞭化
共同腱の深層部に薬剤を注入すると、腱断裂部（矢印）が明瞭化することがある。

な病態が明らかになり、病状や重症度などもある程度予想できるようになってきている。具体的な超音波画像としては、断裂像、腱内に血流シグナルの増加などを認める（図18a）。断裂部が明らかでない場合は注射をし、断裂部と断裂の大きさを確認する（図19）。

Nirschlらは短橈側手根伸筋（ECRB）起始部のオーバーユース、微小損傷に伴う病的変化が外側上顆炎の病態であると報告している[20]。一方、Bosworthらは、滑膜ヒダに関連する関節内病変が外側上顆炎の原因であると述べている[21]。難治性病変では滑膜ヒダ障害を合併しており、滑膜ヒダが挟まれることで外側上顆炎の症状をさらに悪化させると考えられている。そのため滑膜ヒダ障害を合併しているかについても評価する必要がある（図18b）。

治療としては、保存療法が有用なことは知られている。ステロイド注射はかえって長期予後を悪化させるという報告もある[22]。ただ、以前の報告はblind注射での報告であり、超音波ガイド下でのステロイド注射の成績も今後必要になってくる。ヒアルロン酸注射の有用性も報告されている[23,24]。注射の際にはenthesisを意識して、深層部を狙う（図19）。

滑膜ヒダ障害

肘外側部の疼痛の中には、後方・外側滑膜ヒダが関連しているものもある。Mulletは滑膜ヒダには多くのバリエーションがあると報告している。橈骨頭を完全に覆っているもの、部分的に覆っているもの、全く覆っていないものなど様々ある[25]。このバリエーションと、障害と外傷が混在した状態が滑膜ヒダ障害の病態理解を複雑にする。

滑膜ヒダ障害の診断はひっかかり、圧痛、違和感など臨床症状に基づいて行われるが、画像診断についてはMRIの有用性が指摘されている程度で、その他に有用な検査の報告は少ない。

超音波検査では滑膜ヒダの肥厚（図20）、血流シグナル

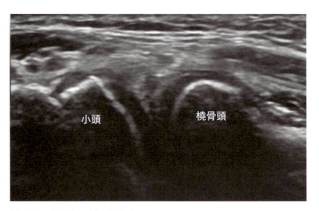

図20 滑膜ヒダの肥厚
腕橈関節に肥厚した滑膜ヒダがみられる。パワードプラにて滑膜ヒダに血流シグナルの増加もみられた。

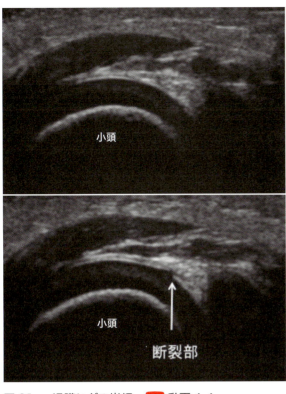

図21a　滑膜ヒダの嵌頓　▶動画4-4

外傷により断裂したと思われる滑膜ヒダが、肘関節を屈曲すると腕橈関節に挟まる。屈曲とともに断裂部が明らかになる。

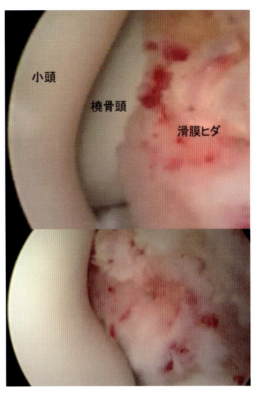

図21b　関節鏡視下所見（posterolateral portal）

滑膜ヒダは発赤・腫脹を認め、橈骨頭を覆っている。肘関節を屈曲すると、腕橈関節に滑膜ヒダが引き込まれるのが確認される。

の増加、屈曲・伸展時の滑膜ヒダの嵌頓[26]（図21；動画4-4）を捉えることが可能である。滑膜ヒダの肥厚は健側と比較することで診断可能であるが、両側の肥厚例も存在するため、健常者とも比較する必要がある。痛みを有する場合は滑膜ヒダに血流シグナルの増加がみられることがあり、注意深く血流を探すことも重要である。

一般的には伸展動作で滑膜ヒダは腕橈関節に嵌頓することが多く、動的に腕橈関節に挟まりこむ像が観察できる。まれに屈曲でも挟まりこむこともあり、屈曲・伸展の両方で動的に観察することが重要である。

治療はまず関節内のステロイド注射で経過をみるが、疼痛が治まらない場合は関節鏡視下に滑膜ヒダを切除する手術も有効である。

後方の障害

（基本的なプローブの当て方と正常像 ➡ 図22, 24）

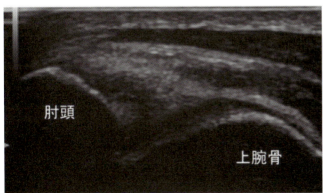
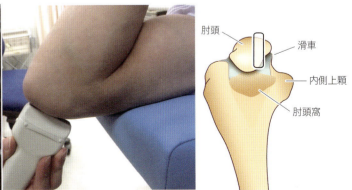

図22　肘関節最大屈曲位の後方走査：長軸像（肘頭尖端）

肘関節を最大屈曲位とし、肘頭尖端に対して長軸にプローブを当てる。肘頭尖端の変化を観察することが可能である。

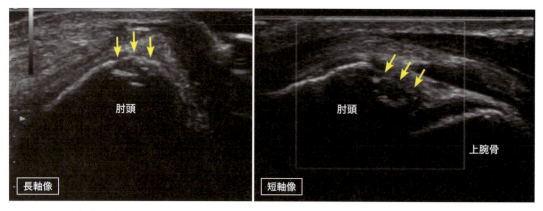

図23 肘頭尖端骨軟骨障害（後方走査）
15歳野手。肘頭尖端に骨増生はないが、骨皮質表面に不整像がみられる。
まるでOCDのような所見が超音波検査ではみられる。

肘頭尖端骨軟骨障害

　投球による肘障害は内側・外側に生じるだけでなく、後方にも生じる。肘頭と肘頭窩の衝突によって生じる肘頭尖端の骨軟骨の障害（後内側インピンジメント）が存在する。肘頭骨端核の骨化不全のような病態や、変形性関節症による骨棘が骨折したかのような病態がある[27]。様々な病態が存在することが後内側インピンジメントの理解を複雑にしている。後内側インピンジメントは、リリース付近に疼痛が出現することが多く、問診も重要である。

　超音波画像では、後方長軸像で肘頭尖端の不整像が観察できる（図23）。肘頭を中心にプローブを90度回転させ、短軸像も観察する。肘頭尖端のどの部分まで病変が及んでいるか確認する。鏡視下手術で術中に病変の郭清ができているか確認するためにも超音波画像を使用する。

肘頭骨端線閉鎖不全

　投球側は非投球側に比べて早く骨端線が閉じる。しかし、投球による度重なるストレスによって肘頭の骨端線の閉鎖が遅れ、骨端線が閉鎖しないことがある。そのため肘頭骨端線閉鎖不全では、非投球側と比較する必要がある。超音波の後方検査にて、非投球側の骨端線が閉じているのに比べて、骨端線が残存している所見がみられる（図24）。

　ただし、肘頭の骨端線閉鎖が遅延している状態では、どちらの骨端線も開存しており、超音波検査での診断には限界がある。どちらの骨端線も残存しており、肘頭骨端線閉鎖遅延が疑われる場合は、レントゲンで診断する必要がある。骨端線閉鎖遅延であれば、保存的対応で骨端線の閉鎖が望めるが、完全に閉鎖が停止した偽関節になると骨端線の閉鎖は望めない。身体機能の改善の後も疼痛が残存する

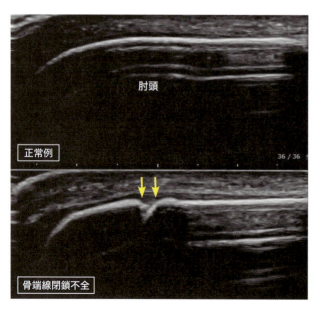

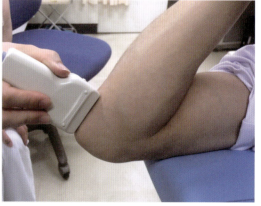

図24 後方走査：長軸像（肘頭）
肘関節の角度は問わないが、肘頭尖端、肘頭窩と同時に観察することが多く、屈曲位での観察が多い。肘頭骨端線閉鎖不全や完全な骨折に至った疲労骨折の診断が可能である。

場合は、反転骨移植など手術療法を検討する。

文献

1. 宮武和馬ほか：成長期の野球肘内側部の外傷・障害．臨床スポーツ医学 32（臨時増刊号）：139-146, 2015
2. 渡辺千聡：野球肘の超音波診断．関節外科 31 (4)：49-56, 2012
3. Fleising GS, *et al*. Kinetics of baseball pitching with implications about injury mechanism. *The American Journal of Sports Medicine* 23 (2)：233-239, 1995
4. 伊藤恵康ほか：スポーツによる肘関節尺側側副靱帯損傷．整形・災害外科 46：211-217, 2003
5. 宮武和馬ほか：内側側副靱帯不全の病態に即した対応―遠位付着部の外傷・障害．臨床スポーツ医学 32 (7)：660-665, 2015
6. 和田卓郎ほか：上腕骨外側・内側上顆炎の診療と最近のトピックス．*MB Orthopaedics* 28 (9)：9-14, 2015
7. Otoshi K, *et al*. The proximal origins of the flexor-pronator muscles and their role in the dynamic stabilization of the elbow joint. An anatomical study. *Surg Radiol Anat* 36 (3)：289-294, 2014
8. Kleinrensink GJ, *et al*. Upper limb tension tests as tools in the diagnosis of nerve and plexus lesions. Anatomical and biomechanical aspects. *Clin Biomech* 15 (1)：9-14, 2000
9. Chang Kweon Choi, *et al*. Clinical implications of real-time visualized ultrasound-guided injection for the treatment of ulnar neuropathy at the elbow. A Pilot Study. *Ann Rehabil Med* 39 (2)：176-182, 2015
10. Kapis M. Osteochondritis dissecans und traumatisch gelenkmausce. *Dtsch Z Chir* 157：187-213, 1920
11. Bandi W. Zur therapie der Osteochondritis dissecans. *Helvetica Chirugica Acta* 5/6：552-558, 1956
12. 名倉重雄：発育期に端海綿体内に現れる軟骨組織の成立に就いて．日整会誌 13：379-424, 1938
13. Haraldsson S. Osteochondrosis deformans juvenillis capituli humeri including investigation of intra-osseous vasculature in distal humerus. *Acta Orthop Scand* 38 (Supple)：1, 1959
14. Paatsama S, Rokkanen P, Jussila J. Etiological factors in osteochondritis dissecans. *Acta Orthop Scand* 46：906-918, 1975
15. Stouggaard J. The hereditary factor in osteochondritis dissecans. *J Bone Joint Surg* 43-B：256, 1961
16. Petrie RW. Aetiology of osteochondritis dissecans. *J Bone Joint Surg* 59-B：366-367, 1977
17. 岡田知佐子ほか：少年サッカー選手における離断性骨軟骨炎発生率の調査―上腕骨小頭離断性骨軟骨炎の発生因子についての検討．日本整形外科スポーツ医学会誌 31：219-224, 2011
18. 宮武和馬ほか：肘離断性骨軟骨炎の病態に迫る―保存療法の経過からみた病態．整形・災害外科 58 (8)：1023-1032, 2015
19. 岡田知佐子ほか：上腕骨小頭離断性骨軟骨炎の病変部位と病期の関係―超音波画像検査による検討．臨床スポーツ医学会誌 25：38-44, 2017
20. Nirschl RP, Pettrone FA. Tennis elbow. The surgical treatment of lateral epicondylitis. *J Bone Joint Surg Am* 61 (6)：832-839, 1979
21. Bosworth DM. Surgical treatment of tennis elbow; a follow-up study. *J Bone Joint Surg Am.* 47 (8)：1533-1536, 1965
22. Smidt N, *et al*. Corticosteroid injections, physiotherapy, or a wait-and-see policy for lateral epicondylitis: a randomised controlled trial. *Lancet* 359 (9307)：657-662, 2002
23. 熊井司：筋・腱付着部損傷の治療―ヒアルロン酸の局所注入療法．*MB Orthopaedics* 27 (9)：35-40, 2014
24. Petrella RJ, *et al*. Management of tennis elbow with sodium hyaluronate periarticular injections. *Sports Med Arthrosc Rehabil Ther Technol* 2：4, 2010
25. Mullet H, *et al*. Arthroscopic treatment of lateral epicondylitis. *Clin Orthop Relat Res* 439：123-128, 2005
26. 宮武和馬ほか：超音波検査が有効であった肘滑膜ヒダ障害の一例．*JOSKAS* 39 (3)：550-553, 2014
27. 山崎哲也：肘関節後内側インピンジメントの病態と治療法．肩と肘のスポーツ障害―診断と治療のテクニック，中外医学社，2012, p.231-239

スポーツ現場で役立つ！運動器エコー指南書

5 手指・手関節

中島祐子●広島大学 運動器超音波医学

　手指、手関節周囲のスポーツ外傷の中には軟部組織損傷が多く含まれており、その診断においてエコーの果たす役割は大きい。病歴、視診、触診から診断を絞ることが可能であるが、最終的にはエコーを用いた観察により、リアルタイムに病態を把握し、確定診断できる症例が多い。

　ただし、手関節内の靱帯損傷に関しては前腕骨と手根骨のアライメントが重要となるため、エコーのみでの判断では不十分であろう。また、手関節尺側の三角線維軟骨複合体（TFCC）損傷の診断で重要となる尺骨小窩断裂をエコーで診断することは難しいため、これらに関してはMRIでの診断が必要と考える。本稿ではエコーが有用である手指、手関節周囲のスポーツ外傷に関して解説する。

　手指・手関節の観察には高周波リニアプローブを用いる。指の小さな組織を観察するには、ホッケースティック型のリニアプローブも有用である。掌側・背側・橈側・尺側からの観察を行う。関心領域が皮下のきわめて浅い部位に存在するため、フォーカスを合わせるためにゲルパッドやカプラの使用が望ましい。これらが無い場合は、厚めに（できれば硬めの）ゼリーを塗って関心領域までの距離を保つと綺麗な画像が描出しやすい。

　わずかなプローブの向きや角度で画像が変わるため、常にプローブの位置、向き、角度などを意識しながら、目的とする組織が鮮明に描出されるように調整するとよい。骨表面、掌側板、腱、靱帯を観察し、異常所見を疑った時は、常に健側や隣接指と比較して確認する。

　超音波検査を行う上で基本となるのは解剖である（図1）。解剖書と超音波画像を照らし合わせながら繰り返し学習することで技術を習得できる。

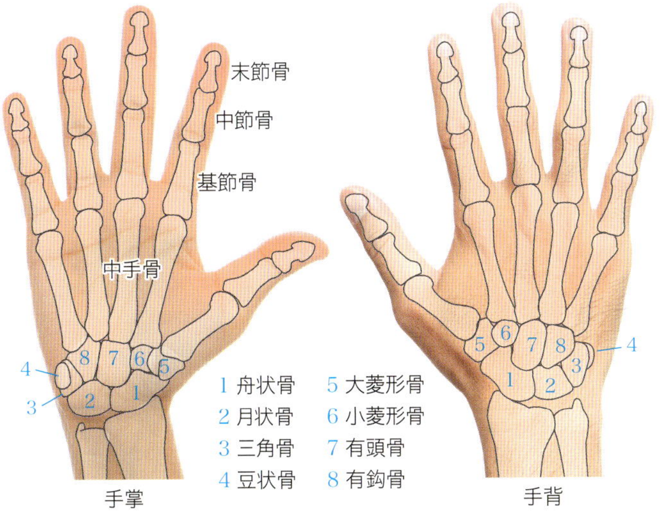

手指・手関節の超音波解剖

近位指節間（PIP）関節の超音波解剖

掌側：関節中央の長軸画像では屈筋腱が観察できる。皮下の脂肪組織の深層にfibrillar patternを呈する屈筋腱があるが、骨に沿って走行しているため伸展位では超音波が斜めに当たる部位があり、アーチファクトの1つである異方性を生じて黒く抜けたようになる（図2a）。この場合は、プローブを傾けてビームの方向を変えることで確認できる。

　屈筋腱の中央に見えているのは深指屈筋（FDP）腱で、橈側もしくは尺側にスライドすると中節骨に停止する浅指屈筋（FDS）腱が確認でき、中枢もしくは末梢にスライドさせると屈筋腱の走行と腱鞘が確認できる。正常の腱鞘（A2、A4）は屈筋腱の表層に低エコーの薄い線として確認できるが、A3は判別できないことが多い。

　伸展位では基節骨頭が確認でき、屈筋腱との間には中節骨基部から連続する掌側板が高エコー組織の三角形の組織

図1a　手の外観と骨の関係

1 舟状骨　5 大菱形骨
2 月状骨　6 小菱形骨
3 三角骨　7 有頭骨
4 豆状骨　8 有鈎骨

末節骨
中節骨
基節骨
中手骨
手掌　手背

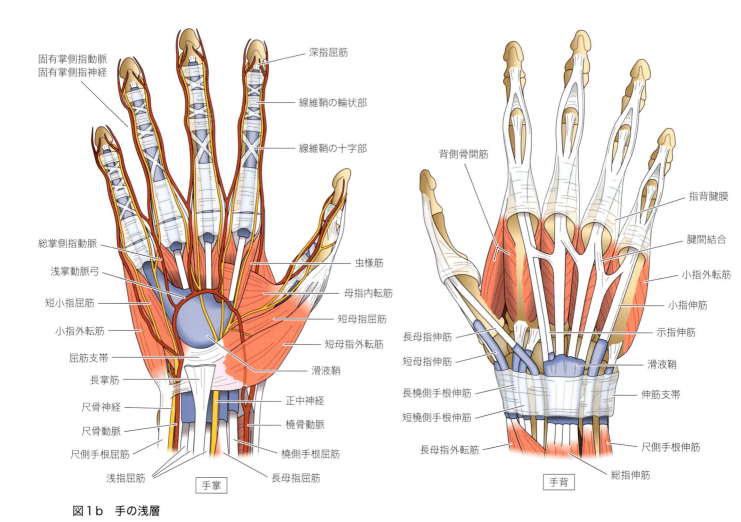

図1b 手の浅層

図1c 指の伸筋腱

図1d 指の屈筋腱と腱鞘

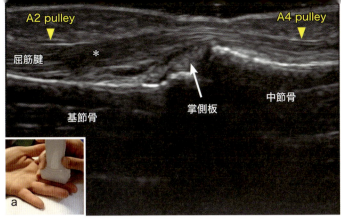
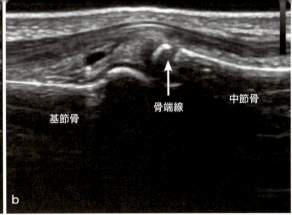

図2　PIP関節（掌側・長軸）
a：異方性により屈筋腱が黒く見える（＊）。
b：12歳男性。中節骨基部に骨端線が存在している。

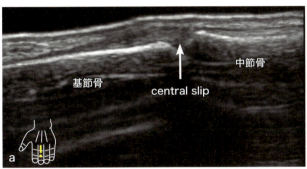
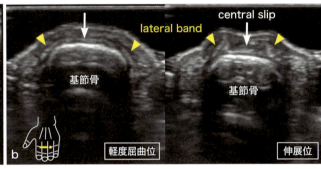

図3　PIP関節（背側）
a：長軸。central slipが中節骨基部に停止する。
b：短軸。lateral bandが伸展位で背側に移動する。

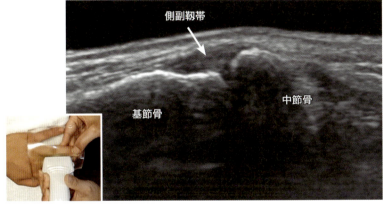
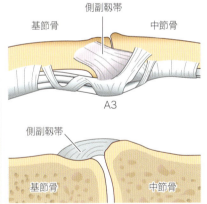

図4　PIP関節；側副靱帯（長軸）
基節骨頭の側面と中節骨の側面でできた凹みに側副靱帯が存在する。

として確認できる。小児の場合、指節骨基部には骨端線が存在するため骨皮質の途絶が見られ、骨折と見誤らないように健側と比較する（図2b）。

背側：伸展位の長軸画像では中節骨、基節骨の背側と伸筋腱が皮膚直下に観察でき、central slipが中節骨基部に停止する（図3a）。基節骨頭レベルを短軸で観察すると、lateral bandを両側に認め、伸展すると背側にスライドするのがわかる（図3b）。

橈尺側：伸展位で側方から長軸方向にプローブを当てると、基節骨と中節骨の輪郭が確認できる。骨軸に沿うように当てるか、もしくは中節骨側をやや掌側に向けると、基節骨と中節骨が形成する凹みが確認でき、その凹みを埋めるように側副靱帯が高エコー組織として確認できる（図4）。分解能の高い装置であれば、靱帯のfibrillar patternが確認できるが、異方性を生じやすいため、低エコーに見えることも少なくない。

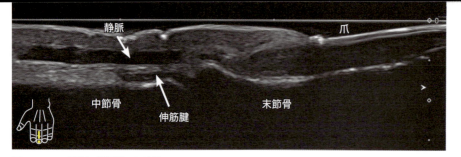

図5　DIP関節（背側・長軸）

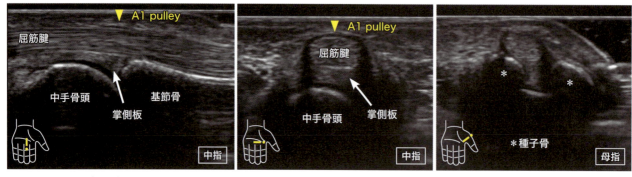

図6　MP関節（掌側）

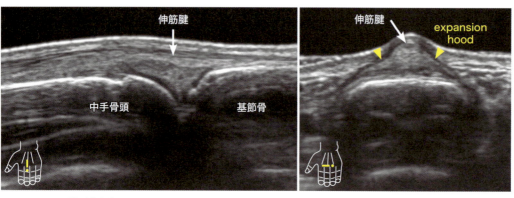

図7　MP関節（背側）

軽度伸展するとexpansion hood（矢頭）がよくわかる。

遠位指節間（DIP）関節の超音波解剖

掌側：PIP関節と構造は似ているが、長軸像の屈筋腱で観察できるのは深指屈筋腱のみであり、末梢では末節骨での停止部がよくわかる。関節掌側のA5腱鞘は判別できない。

背側：分解能の高い装置であれば、末節骨基部から中節骨背側に続く高エコーの伸筋腱が確認できる。超高周波のプローブであればこの部位の伸筋腱にもfibrillar patternが確認できる（図5）。

橈尺側：PIP関節と同様に側副靱帯が観察できる。

中手指節（MP）関節の超音波解剖

掌側：PIP関節と構造は似ているが、このレベルの示指から小指の屈筋腱は通常浅層に浅指屈筋（FDS）腱、深層に深指屈筋（FDP）腱が存在し、母指は長母指屈筋（FPL）腱のみが存在する。中手骨頭レベルには低エコーのA1腱鞘が、短軸像では屈筋腱をくるむように、長軸では腱の表面に確認できる（図6）。関節自体がPIP関節より大きくなるため掌側板も大きい。母指や示指では種子骨が掌側板内にあり、掌側板が途切れて見えるため注意する。

背側：母指では長母指伸筋（EPL）腱、短母指伸筋（EPB）腱が、示指には固有示指伸筋（EIP）腱と総指伸筋（EDC）腱が、中指と環指には総指伸筋腱が、小指には小指伸筋（EDM）腱がある。これらの伸筋腱は屈筋腱よりはかなり薄いが、短軸では楕円形の高エコー像、長軸ではfibrillar patternが確認できる。伸筋腱の橈尺側には短軸で高エコーのexpansion hoodがつながっている（図7）。

橈尺側：母指では橈尺側両方が観察できるが、示指は橈側のみ、小指は尺側のみが観察可能で、その他の指は側方からの観察は難しく、背側からの斜位となってしまう。長軸画像はPIP関節の橈尺側同様、骨の凹みに側副靱帯が確

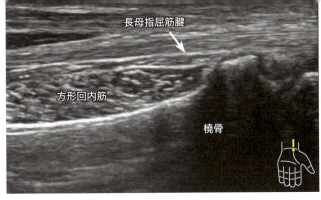

図8　橈骨遠位（長軸）

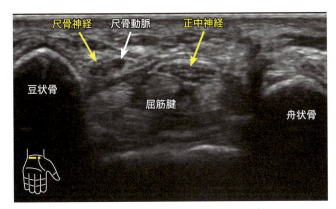

図9　手関節（掌側・短軸）；手根管とGuyon管

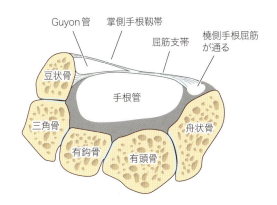

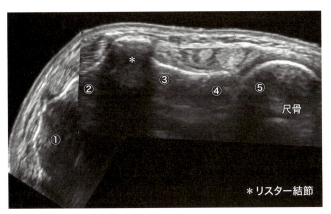

図10　橈骨遠位；背側区画

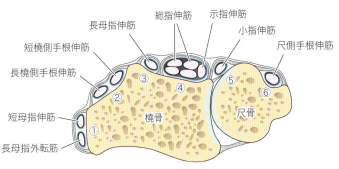

認できる。母指の尺側は後述するが、内転筋腱膜との関係が重要となる。

手関節の超音波解剖

手関節では橈骨・尺骨、手根骨、中手骨と軟部組織の位置関係を知っておくと、病変部位の特定ができ、病態を理解しやすい。

掌側：一般的に手首皮線の高位は月状骨レベルとなる。主な組織として、中枢では橈骨、尺骨、橈骨の表層の方形回内筋（図8）、手指屈筋群の腱と筋腹、橈・尺側手根屈筋腱、長掌筋腱、橈骨動脈、尺骨動脈、正中神経、尺骨神経などがある。手根骨レベルでは手根骨表面のほか、手根管（手指屈筋腱と正中神経）やGuyon管（尺骨動脈と尺骨神経）の観察ができる（図9）。骨表面の不整像、軟部組織の腫脹や連続性など、短軸と長軸画像を組み合わせて病態を把握する必要がある。

背側：橈骨遠位に存在する6つの背側区画に走行する伸筋腱を知っておくと腱の特定に有用である（図10）。関節内の観察は背側からの方がわかりやすい。手根骨は解剖学的位置からどの骨か特定し、表面の不整像を確認する。手根骨間靱帯は全容を描出することはできないが、断面で骨間を結ぶ組織として確認できる。しかし、靱帯が重なり合う部分ではそれぞれの判別は難しい。短軸と長軸画像両方から病変の部位や範囲を理解する必要がある。

手指のスポーツ外傷

「突き指」は一般的な呼び名としてよく使われているが、指を突いたという受傷機転を表しているに過ぎず、病名ではない。「突き指」とは指先に大きな外力が加わって起こる様々な種類、程度の外傷の総称であり、掌側板損傷、側副靱帯損傷、伸筋腱断裂、骨折や脱臼などが含まれる。単純X線検査では異常が見られないことも多く、軽く考えられがちであるが、損傷程度を正確に把握するためには、軟部組織損傷を正しく診断することが重要である。

ここでは、スポーツ特有の手指の外傷である屈筋腱断裂や腱鞘断裂と合わせて、特徴的な超音波画像所見と治療について述べる。

関節内血腫

従来、単純X線検査で異常のない症例は、側副靱帯損傷として説明されていることが多かったと思われる。しかし、筆者が73例の突き指症例に対して施行したエコーによる診断で最も多かったのは、側副靱帯には腫脹などの異常所見が目立たないPIP関節内血腫のみの症例であり、出血の原因としては掌側板や側副靱帯の不全損傷が疑われる。

この部位の関節内血腫は、超音波画像では骨間をみるのではなく、掌側板の深層に広がる関節包内の腫脹を確認する。掌側板と基節骨頭〜頚部との間に、低〜中等度エコーの像を認める（図11）。皮下組織も腫脹している。

合併する骨折や側副靱帯損傷を認めない場合は、疼痛に応じて数日間PIP関節のみの伸展位固定をすることもあるが、その後は積極的に自動可動域訓練を行っている。

Paschosら[1]は、骨片や不安定性を伴わない121例のPIP関節過伸展損傷に対して1週間のバディテーピングによる加療と1週間の背側アルフェンス固定（PIP屈曲15度）による加療を比較し、治療成績に差はないが、バディテーピングの方が回復が早い傾向があると報告している。

PIP関節掌側板損傷

多くは掌側板付着部の裂離骨折を伴っているが、前述の関節内血腫のみの症例には骨片を伴っていない掌側板損傷を含んでいる可能性がある。裂離骨折の骨片には、単純X線検査でははっきりしない小さなものから大きなものまである。一般的に、骨片が関節面の3分の1以上を占めるもの、アライメント異常があり中節骨以遠の背側への亜脱臼・脱臼を認めるものは手術加療が考慮される。

超音波画像所見は、中節骨掌側基部での骨皮質表面を示す高エコーの線に途絶があるかどうかを観察する（図12）。小児では正常でも骨端線が存在しているため、健側を参考にして骨端線か骨折かを判断する。

通常、骨折による出血のため前述の関節内血腫を伴い、皮下組織の腫脹を認める。動的観察では関節および骨片の不安定性を確認する。不安定性を認めない症例では、隣接指とのバディテーピングを行い、早期の可動域訓練を許可する。腫脹が強い場合は、数日間PIP関節のみの伸展位固定（背側スプリント）を行うこともある。Adiら[2]は、日中バディテーピング、夜間PIPとDIP関節の伸展位掌側アルフェンスシーネ固定を3週間行う治療を行い、掌側板付着部骨折の有無と成績には統計学的有意差はなかったと報告している。

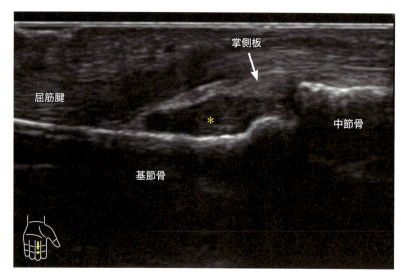

図11　PIP関節内血腫（長軸）
50歳女性。掌側板の深層に低エコーを示す血腫（＊）がみられる。

PIP関節側副靱帯損傷

側副靱帯損傷にも程度が様々あるが、アライメント異常がない限り、その程度は単純X線検査では知り得ない。ゆえに、強制的に外力を加えたストレス撮影によって、基節骨からの中節骨の逸脱を観察し、どの程度靱帯機能が破綻しているかを予測する方法が一般的である。射場ら[3]は側方ストレス検査で"end point"がないもの、PIP関節伸展位の側方ストレス撮影で中節骨関節面の傾斜角度が20度以上のものを側副靱帯の完全断裂と定義している。

超音波検査では、腫脹した靱帯自体を画像で描出可能である。側方から伸展位で長軸方向にプローブを当てると、基節骨末梢と中節骨中枢で作られる凹みに確認できる側副靱帯が、凹みからはみ出すように腫脹しており、fibrillar patternが不整となり、高エコーと低エコーが混在する画像になる（図13）。損傷の程度が強い症例は腫脹が高度で、さらに掌側板の損傷を合併していることがあるため、掌側の観察も注意深く行う。なかには靱帯付着部裂離骨折を伴う症例もあり、その場合は靱帯に連続する高エコーの薄い線が別に見られ、付着部で高エコーの線が二重になるのが特徴である（図14）。

動的観察では靱帯の緊張を確認しながらストレステストが可能であるが、無麻酔下では痛みを伴うため、筆者は軽いストレスによる靱帯の緊張および靱帯と骨の関係の確認にとどめている。

腫脹が軽度のものはバディテーピングのみで加療しているが、腫脹が強いもの、裂離した薄い骨片を伴うものには伸展位のアルフェンス固定を2～3週間行っている。長期間の固定は可動域制限の原因となるため、固定は可能な限り短期間とし、バディテーピングへ移行している。

不安定性が明らかな完全断裂が疑われる新鮮例では、高度の靱帯腫脹を伴っている。完全断裂の治療に関しては未

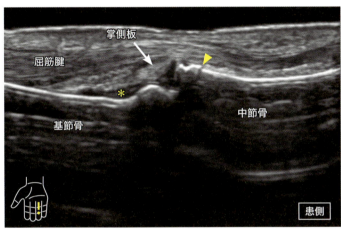
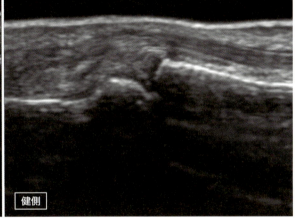

図12　掌側板付着部裂離骨折（長軸）
13歳女性。関節内血腫（＊）が存在し、骨皮質の輪郭線が途切れている（矢頭）。健側に骨端線はみられない。

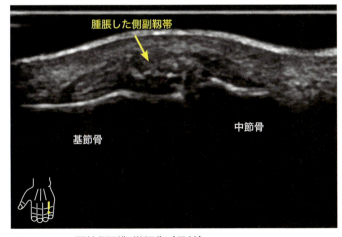

図13　PIP関節側副靱帯損傷（長軸）
15歳男性。骨の凹みからはみ出すように靱帯が腫脹している。

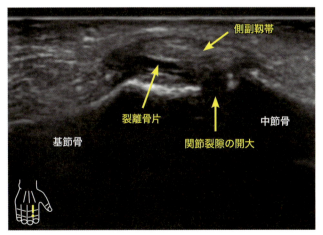

図14　PIP関節側副靱帯損傷（長軸）
36歳女性。尺屈ストレスで裂離骨片が浮いて関節が開いている。

だ議論があるものの、Leeら[4]はアンカーによる固定は保存療法よりも早期に良好な機能回復を得られると報告しており、特にアスリートに対しては手術療法を勧める報告が増えてきた。

ステナー損傷

母指MP関節の尺側側副靱帯損傷のうち、完全断裂した靱帯の断端がその表層にある母指内転筋腱膜の浅層に転位しているものをステナー損傷と呼び、手術適応とされている。スキーのストックを握った状態で受傷すると起こりやすいことからskier's thumbとも呼ばれる。

ステナー損傷の確定診断は従来のストレス撮影では不可能で、靱帯自体の画像診断が必要となるため、当院手外科外来に紹介受診する指の靱帯損傷の患者には、ステナー損傷かどうかを問う症例が多い。

超音波検査では、側副靱帯損傷と同様に、母指MP関節尺側を背側から長軸像で観察する。中手骨末梢と基節骨中枢で作られる凹みにある靱帯が腫脹するだけでなく、末梢から剥がれた靱帯が中枢に団子状の塊として認められ、その形状からyo-yo on a string（紐でつながったヨーヨー）と表現される（図15）。

1枚の画像だけでは内転筋腱膜との関係がわかりにくいため、やや尺側から内転筋を確認しながらプローブをMP関節に向かってスライドし、腱膜との関係を確認する。内転筋腱膜の中枢、浅層にまで盛り上がるように靱帯が観察されるものはステナー損傷であり（動画5-1）、内転筋腱膜の深層で靱帯が全長にわたり腫脹しているものはステナー損傷にはなっていないと判断できる（図16）。

動画5-1

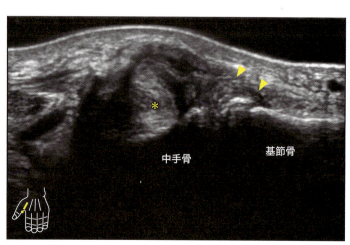 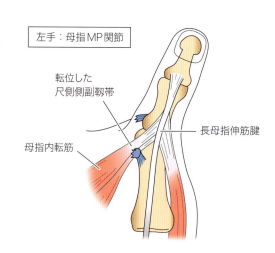

図15　ステナー損傷（長軸）
47歳男性。中枢に転位した側副靱帯（＊）が団子状となり、母指内転筋腱膜の浅層に存在する。

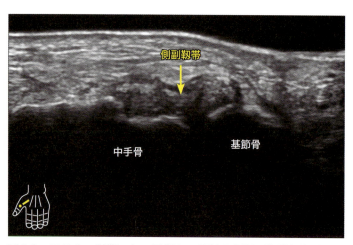 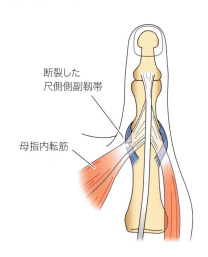

図16　ステナー損傷でない母指MP関節尺側側副靱帯損傷（長軸）
62歳男性。靱帯は腫脹しているが、母指内転筋腱膜の深層に全長にわたり確認できる。

槌指（mallet finger）

伸筋腱の末節骨停止部の損傷で、指の変形が木槌（mallet）のようであることからそう呼ばれる。病態としては腱断裂と、腱停止部の裂離骨折を伴うタイプとがある。骨折では関節面の評価が必要となるため単純X線が有用であるが、腱断裂では病態がよくわからないまま治療されていることが多い。

超音波画像では、腱損傷がある場合は腱が腫大しているか、伸筋腱を示す高エコーの線が途切れて見える（図17）[5]。他動屈伸しながらの動的観察では、伸筋腱の中枢側に動きが伝わっているかどうかを観察する。完全断裂の場合は他動屈伸しても中枢の腱の滑走はみられない（▶動画 5-2）。断端がはっきりわかる症例では、伸展位で断端の gap がどの程度になるかもチェックする。関節面の不適合性を認める骨片がある場合には、経皮的鋼線刺入やフックプレートによる観血的手術などで整復固定術が行われる場合が多い。

腱断裂の場合は、通常 DIP 関節のみの伸展位固定が行われる。Katzman ら[5]は、解剖体の研究で PIP 関節の固定の有無は伸筋腱の gap に影響しないと報告している。また、Garberman ら[6]は、受傷後 4 週以降に治療開始した症例の成績は、2 週以内に治療を開始した症例と比較して劣らず、手術による合併症を避けることができると報告している。

Suh ら[7]は、機能的というより美容的な問題が大きいため、受傷後1ヵ月以上の症例でもまずは 6 週間の DIP 関節伸展位でのスプリントを試み、extension lag が残るようなら 4〜6 週の追加固定を行うのが良いとしている。ただし、swan-neck 変形を呈する症例にはスプリント固定ではなく、central slip 切除（Fowler tenotomy）を行うとしている。

保存加療で腱の連続性が獲得されると、超音波画像では肥大した腱の連続性を認め、さらに他動屈伸で断裂部より中枢の腱の動きがみられるようになる（▶動画 5-3）。

ジャージーフィンガー（深指屈筋腱断裂）

ジャージーフィンガーは DIP 関節屈曲位にて強制的な伸展力が加わった際に起こる深指屈筋腱（FDP）の末節骨停止部での断裂である。相手のジャージを掴んでいる間に受傷することが多いためにその名がついており、アメリカンフットボール、ラグビーで環指を受傷することが多く、全例 DIP 関節の自動屈曲が不能となる。

Leddy ら[8]はこれを 3 つのタイプに分類し、タイプ別の予後を述べている。

タイプ 1 は、手掌部まで FDP が引き込まれているタイプで、腱の栄養を司る long vincula と short vincula が両方とも断裂しており、腱の血行が途絶えるため早期に治療が行われないと予後は最も悪い。

タイプ 2 は、断端が PIP 関節レベルまで引き込まれているタイプで最も多く、long vincula は残っており血行は保たれているとされる。

タイプ 3 は、比較的大きな骨片を伴い、中節骨から中枢には引き込まれないタイプで、稀であるが早期に骨片の整復固定が行われれば予後は比較的良い。

不必要な皮膚切開を避けるためにも、術前の断端の位置の確認が必要で、その診断には超音波検査が有用である。掌側を屈筋腱の長軸に沿って観察すると、末節骨に停止する FDP が観察できず、中枢に追っていくと断端を認める。断端は通常腫大し、fibrillar pattern が消失している。多くは PIP 関節掌側に断端を認め、PIP 関節レベルでの断裂と間違われることがあるようだが、超音波で確認することで停止部から腱が引き抜かれていることは容易に確認できる（図18）[10]。

治療に保存療法が選択されることはなく、pull-out suture や anchor suture が用いられる。超音波検査は術後の腱の滑走の評価、再断裂との鑑別にも有用である。

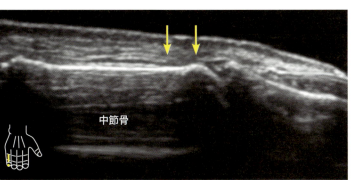

図17 槌指（長軸）（文献9より引用、一部改変）
39 歳男性。伸筋腱が停止部で断裂している（矢印）。

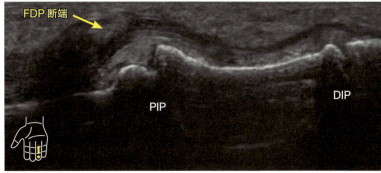

図18 ジャージーフィンガー（長軸）（文献10より引用、一部改変）
15 歳男性。深指屈筋腱の断端が PIP 関節レベルまで引き込まれている。

皮下腱鞘断裂

腱鞘の皮下断裂は、屈曲した指に急激に大きな伸展外力が加わることによって起こる。示指から小指には輪状（annular）の腱鞘が5つ（A1～A5）と、十字（cruciate）の腱鞘が3つ（C1～C3）存在する。なかでもA2とA4は厚みがあり長く、それぞれ基節骨、中節骨の骨膜と連続している。屈筋腱が骨から浮かないことで、屈筋の収縮に伴う腱の滑走が効果的に指の屈曲に作用するよう機能している。A1、A3、A5はそれぞれMP関節、PIP関節、DIP関節の掌側板と連続している（図1d）。

ロッククライマーでの報告が多くされており、中指、環指に多く、A2、A3、A4の単独もしくは合併損傷となる。ロッククライマー以外に、Schöfflら[11]は重量物を持ち上げる際に同様に受傷した症例を報告している。Lourieら[12]はプロ野球投手の中指A4の皮下断裂4例を報告している。

画像検査では超音波検査やMRIにて骨と屈筋腱の間の距離を測定するが、特に超音波では動的観察ができるという利点がある。指の掌側を屈筋腱の長軸に沿って観察すると、正常のA2やA4は低エコーの薄い線として腱の表面に確認できる。ただし、腱鞘断裂の画像評価では腱鞘自体よりも、屈筋腱と指節骨間の距離が大きくなることに注目する（図19）。Schöfflら[13]は、解剖体を用いてA2～A4の様々な組み合わせの腱鞘断裂を作成し、超音波検査で屈筋腱と指節骨間の距離を計測した。その結果、腱鞘の単独断裂よりも、いくつかの腱鞘の混合断裂でその距離は大きくなることを報告している。

動的観察では、A2もしくはA4レベルの短軸画像を描出しながら指を屈曲させる（可能であればホッケースティック型プローブが適している）、もしくは指先に抵抗を加えながら屈曲するように力を入れてもらうと、腱が指節骨から浮き上がるのがよくわかる（▶動画5-4）。

動画5-4

Schöfflら[14]は次のようにgradingし、GradeⅠ～Ⅲでは保存療法が行われ、GradeⅣに対しては手術療法（腱鞘再建術）が行われると述べている。

GradeⅠ：断裂のないタイプで屈筋腱と指節骨間の距離が2mm以下のもの。
GradeⅡ：A4の完全断裂かA2もしくはA3の部分断裂。
GradeⅢ：A2もしくはA3の完全断裂。
GradeⅣ：A2・A3もしくはA2・A3・A4混合の断裂かA2もしくはA3の完全断裂に虫様筋や側副靱帯損傷を合併したもの。

保存療法は、主にGradeⅠおよびⅡにはテーピングを常時2～4週使用し、その後は負荷がかかる時のみ3ヵ月ほど続ける。GradeⅢとⅣの術後には、リング型の外固定や装具を4週は使用し、その後はそれぞれ半年もしくは1年以上テーピングを続ける。近年では腱鞘炎に対する懸濁性ステロイド（トリアムシノロン）注射による腱鞘断裂の報告[15]もあり、特に指先に力を入れるスポーツをする選手では注意を要する。

手関節のスポーツ外傷

前述のように、手関節内の軟骨損傷や靱帯損傷に関してはエコーでの診断は困難で、単純X線、CT、MRIを症例に応じて使い分ける必要がある。エコーは関節内血腫の検索と、見逃されやすい手根骨の骨折、橈骨遠位端骨折、滑膜炎の診断に有用である。

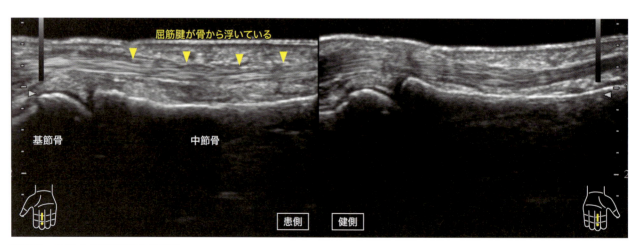

図19　中指A4腱鞘断裂（長軸）
32歳男性。中節骨から屈筋腱が浮いている。

舟状骨骨折

手関節過伸展位で転倒し手のひらをついて受傷すると、舟状骨の骨折が起こることがある。スポーツによる手関節外傷の中では比較的頻度が高く、特にサッカー、ラグビー、バスケットボールなどで多い傾向にあり、若い男性に圧倒的に多い骨折である。

手関節の腫脹、疼痛（特に背屈時・橈屈時痛）、嗅ぎタバコ窩（snuffbox）の圧痛を認めた場合、医療機関では単純X線撮影が行われるが、舟状骨撮影も忘れてはならない。しかし、腫脹が軽度で疼痛が強くない場合は転位がほとんどなく、単純X線でも見逃される場合がある。MRIでは骨折線や骨挫傷を認めるが、超音波検査でも単純X線でわからない骨折を診断できることがある。

超音波検査では、手関節を軽度背屈・尺屈位とし、掌側から橈側手根屈筋腱の長軸を末梢にスライドし、舟状骨の長軸をイメージするように末梢を軽く橈側に回転させると、舟状骨の特徴的な掌側凹の長軸像が観察できる。背側では中央が凸の長軸像が確認できる。骨折がある場合は、骨皮質の高エコーラインの途絶が確認でき、また血腫を疑う低エコー像が認められる（図20）。

新鮮骨折にはHerbert分類[16]が用いられる（図21）。ほとんど転位のない安定型の骨折や、単純X線では骨折線がわからないような骨折には、骨癒合が得られるまでの6～10週間の外固定による保存治療が行われる。

Alnaeemら[17]は、安定型の舟状骨骨折に対する保存加療と経皮的スクリュー固定術のシステマティックレビューを行い、骨癒合率や合併症に差はなく、仕事復帰は経皮的スクリュー固定術の方が早いと述べており、早期復帰が要求されるアスリートに対しては安定型の骨折に対しても手術を勧める報告が多い。

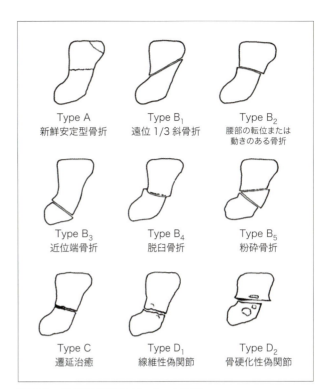

図21　舟状骨骨折のHerbert分類
（文献16より引用）

三角骨骨折

手根骨骨折の中で舟状骨骨折に続いて多い骨折である。平原ら[18]は、225例の手根骨骨折のうち三角骨骨折が14.2%を占め、そのうち初診時に診断されていたものは

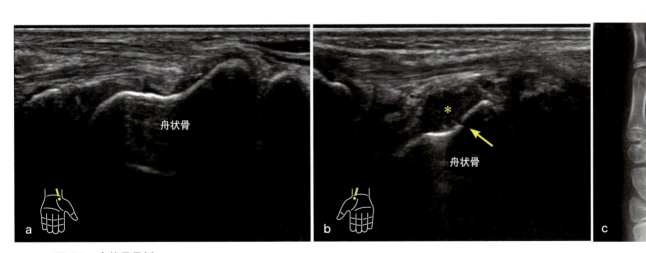

図20　舟状骨骨折
a：成人の舟状骨。長軸では掌側凹の像を示す。
b：11歳女性。高エコーの線が途切れており（矢印）、その表面に低エコーの血腫（*）を認める。
c：11歳女性。単純X線画像

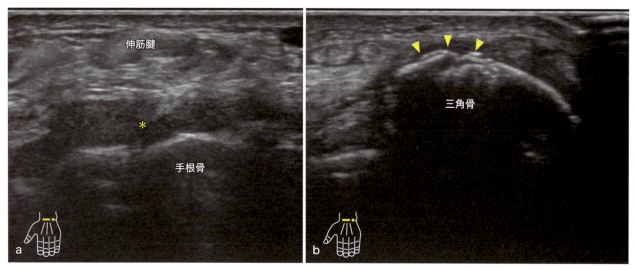

図22 三角骨骨折（短軸）56歳男性
a：手関節内血腫（＊）
b：三角骨背側の剥離骨折。骨の高エコー線が二重に見える（矢頭）。

62.5％であったと報告している。背側辺縁部の剥離骨折が多く、その受傷機転をLevyら[19]は、手関節背屈・尺屈位で転倒すると尺骨茎状突起と三角骨背側の衝突が起こるためと報告している。

三角骨の圧痛を認めた場合には三角骨骨折を疑い、超音波検査を行う。短軸で尺骨遠位から末梢にプローブをスライドさせ、尺側に最初に現れる手根骨が三角骨である。背側の骨皮質は高エコーのラインで確認できるが、剥離骨折があるとこのラインが不整となり、ときに二重となって観察される（図22）。手関節内の血腫を伴うことも多い。

治療には保存療法が選択され、疼痛に応じて2～4週の手関節の外固定で良好に治癒することが多い。

橈骨遠位端骨折

手関節背屈位で手をついて転倒したときに受傷する頻度の高い骨折である。高齢者に多い外傷ではあるが、スポーツ活動を活発に行う若い年代にも多い。小児では骨端線損傷や若木骨折となることがある。

診断には通常単純X線が用いられるが、単純X線でわかりにくい骨折や骨端線損傷には超音波検査も有用である。疼痛が強いことが多く、ゼリーを多めに使用し、プローブは押し付けないようにゼリーに乗せるように観察する。

超音波画像では骨皮質、骨膜の形状や周囲の軟部組織の変化に注目する。骨折部では骨皮質を示す高エコーのラインが途切れており、転位があれば、ずれて見える（図23）。転位がほとんどないものでも、掌側の方形回内筋が腫大し高エコーに見えることが多い。骨皮質部の骨折を伴わず転位がない骨端線損傷は、単純X線では診断が難しいが、超音波画像では骨膜が肥厚して見える。皆川[20]は、単純X線で診断ができない骨挫傷は、髄腔に流入する血流増加が超音波画像の特徴的所見と述べている。

徒手整復に麻酔を用いる際には、腕神経叢ブロックを超音波ガイド下で行うこともでき、徒手整復の途中でどの程度整復されているかを繰り返し超音波で確認することもできるため、治療にも有用である。

転位が少ない場合や整復位が良好に保持できる場合はギプス固定にて加療されるが、関節内骨折や不安定な骨折では掌側ロッキングプレートを用いた固定を行うことが多い。プレート固定後の屈筋腱断裂が合併症として知られており、來嶋[21]は223例中4例（1.8％）に認めたと報告している。術後の屈筋腱とプレートの位置関係や屈筋腱の経時的観察による腱損傷の有無の確認（▶動画5-5）にも超音波は有用である。

動画5-5

参考文献

1. Paschos NK, *et al*. Management of proximal interphalangeal joint hyperextension injuries: A randomized controlled trial. *J Hand Surg Am* 39：449-454, 2014
2. Adi M, *et al*. Result of conservative treatment of volar plate sprains of the proximal interphalangeal joint with and without avulsion fracture. *Hand Surg Rehabil* 36：44-47, 2017
3. 射場浩介ほか：手指関節（母指以外）側副靱帯損傷（PIP/MP関節）．臨床スポーツ医学 29：613-618, 2012

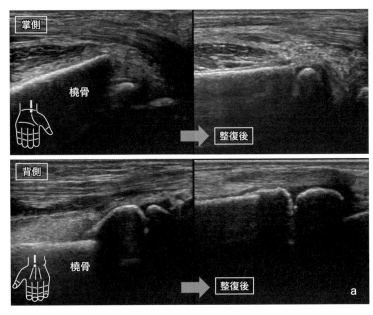
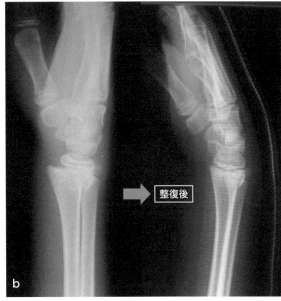

図23 橈骨遠位端骨折（骨端線損傷）12歳男性
a：整復前後の超音波画像（長軸）。受傷時、掌側は骨端線での転位があり、背側は骨片を伴っていたが、徒手整復にて転位は改善している。
b：整復前後の単純X線画像（側面）

4. Lee SJ, et al. Clinical outcomes of operative repair of complete rupture of the proximal interphalangeal joint collateral ligament: Comparison with non-operative treatment. Acta Orthop Traumatol Turc 51 : 44-48, 2017
5. Katzman BM, et al. Immobilization of the mallet finger. Effects on the extensor tendon. J Hand Surg Br 24 : 80-84, 1999
6. Garberman SF, et al. Mallet finger : Result of early versus delayed closed treatment. J Hand Surg Am 19 : 850-852, 1994
7. Suh N, et al. Soft tissue mallet finger injuries with delayed treatment. J Hand Surg Am 38 : 1803-1805, 2013
8. Leddy JP, et al. Avulsion of the profundus tendon insertion in athletes. J Hand Surg Am 2 : 66-69, 1977
9. 中島祐子ほか：「突き指」に対する超音波検査の小経験. 日本手外科学会誌 30 : 149-152, 2014
10. 中島祐子ほか：スポーツ障害・外傷の超音波診断―突き指. 臨床スポーツ医学 33 : 428-431, 2016
11. Schoffl VR, et al. Closed flexor pulley injuries in nonclimbing activities. J Hand Surg Am 31 : 806-810, 2006
12. Lourie GM, et al. Annular flexor pulley injuries in professional baseball pitchers. Am J Sports Med 39 : 421-424, 2011
13. Schoffl I, et al. Diagnosis of complex pulley ruptures using ultrasound in cadaver models. Ultrasound Med Biol 43 : 662-669, 2017
14. Schoffl VR, et al. Injuries to the finger flexor pulley system in rock climbers : Current concepts. J Hand Surg Am 31 : 647-654, 2006
15. 小川健ほか：ケナコルト注射には要注意!! 腱鞘内注射後の中指屈筋腱腱鞘断裂の1例. 日本臨床スポーツ医学雑誌 24 : 05-309, 2016
16. Herbert TJ, et al. Management of the fractured scaphoid using a new bone screw. J Bone Joint Surg Br 66B : 114-123, 1984
17. Alnaeem H, et al. A systematic review and meta-analysis examining the differences between nonsurgical management and percutaneous fixation of minimally and nondisplaced scaphoid fracture. J Hand Surg Am 41 : 1135-1144, 2016
18. 平原博庸ほか：手根部三角骨骨折の臨床的検討とその発生機序における解剖学的検討. 日本手外科学会雑誌 14 : 976-979, 1998
19. Levy M, et al. Chip fracture of triquetrum : the mechanism of injury. J Bone Joint Surg Br 61B : 355-357, 1979
20. 皆川洋至：スポーツ障害・外傷総論, 骨・軟骨の障害. 臨床スポーツ医学 33 : 410-415, 2016
21. 來嶋也寸無：橈骨遠位端骨折に対する掌側ロッキングプレート固定術後の抜釘状況と屈筋腱断裂例の検討. 日本手外科学会雑誌 33 : 694-697, 2017

スポーツ現場で役立つ！運動器エコー指南書

6 体幹・骨盤

髙橋 周 ● 東あおば整形外科

胸部痛

肋骨骨折

肋骨骨折は、スポーツ選手によくみられる胸部の傷害の1つである。主な原因としては、転倒や打撲などによる外傷性の骨折と、骨の同一部位に繰り返し軽微なストレスが加わって発生する疲労骨折の2つがある。

肋骨骨折に対する画像診断のgold standardは単純X線写真といわれてきたが、実際には肋骨骨折を正確に描写できず、局所の圧痛、胸部圧迫による介達痛、呼吸時の痛みから臨床診断される場合が多かった。

エコーは、肋骨の骨輪郭の描出に優れ、単純X線写真では描出できない肋軟骨、周囲軟部組織を描出できるため、単純X線写真より見落としなく正確に肋骨骨折を診断できる。単純X線写真で肋骨骨折が描出される頻度は20〜30％台、エコーで肋骨骨折が描出される頻度は50〜60％台と報告されている[1-3]。

肋骨骨折の描出頻度

報告者	単純X線写真	エコー
Wischhöfer E, et al	30%	58%
Wüstner A, et al	36%	65%
Minagawa H	20%	53%

肋骨骨折は受傷外力によって変形が異なる。直達外力による場合は、肋骨が胸郭内方に屈曲して骨折し（図1）、介達外力による場合は、外方凸の骨折になる（図2）。

肋骨骨折をエコーで診る手順としては、注意深く肋骨の圧痛点を触診し、圧痛がある肋骨を短軸でスキャンする。骨折がある場合は骨表面の段差が確認される（図3；動画6-1）。次に、段差がある部分を画面中心に保ちながら、プローブを90°回転して長軸像を描出する。

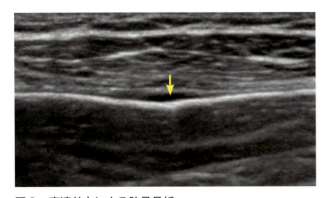

図1 直達外力による肋骨骨折
骨折部は胸郭内方に屈曲して骨折している。

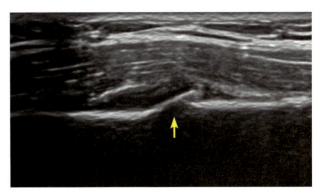

図2 介達外力による肋骨骨折
骨折部は外方凸に骨折している。

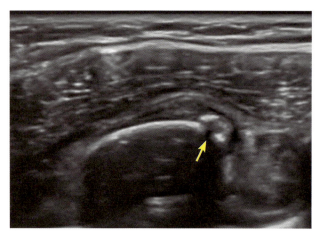

図3　肋骨骨折（短軸像）　▶動画 6-1

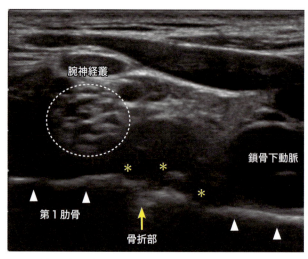

図4　第1肋骨疲労骨折
骨表面の軟部組織の腫脹が低エコー（＊）として認められる。

肋骨疲労骨折

　肋骨の疲労骨折は、ゴルフスイングによるリード側（右打ちであれば左側）の第4～7肋骨の肋骨角周辺に多いが、太く短く幅広の形態の第1肋骨にも疲労骨折が生じる。第1肋骨の疲労骨折は中・高校生に多く[4]、疼痛部位は肩甲骨部のことが多い。原因となるスポーツについては様々な報告があるが、特にウエイトリフティングで生じやすい[5]。

　エコーで観察する場合は、鎖骨上窩へ鎖骨に平行にプローブを当てると、鎖骨下動脈、腕神経叢の深層に第1肋骨が観察される。疲労骨折例では骨皮質の不整と低エコーを呈する骨表面の軟部組織の腫脹が観察される（図4）。

腰痛

　スポーツ選手が訴える腰痛は様々な病態を含んでいる。原因から腰痛を見ると、大きく特異的腰痛と非特異的腰痛に分類される。原因を確定することができない非特異的腰痛の原因としては、椎間関節由来、椎間板由来、筋・筋膜由来、仙腸関節由来などの要素が報告されてきた。

　本稿では、非特異的腰痛に対する筆者のエコーガイド下治療について述べる。

椎間関節由来の腰痛

　神経脱落症状がなく、局所症状のみの腰痛のうち、椎間関節由来の腰痛はかなりの頻度で存在する。慢性腰痛患者のうち、腰椎椎間関節由来である頻度は15～52％と報告されている[6]。腰椎伸展時の腰痛、Kemp徴候陽性、障害高位椎間関節部の圧痛は比較的感度・特異度が高い。

椎間関節へのエコーガイド下注射

　最も圧痛が強い椎間関節をブロックするが、鈴木らが報告している高位別椎間関節痛の部位[7]（図5）も参考にしてブロック高位を決定している。

　仙骨領域から棘突起上に体幹と垂直になるようにプローブを当て、椎間を見ながら頭側へプローブを移動させると、目的の椎間の高位診断が可能である。椎間関節は上関節突起と下関節突起とで構成される裂隙として確認できる。

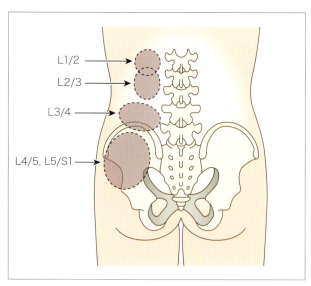

図5　椎間関節性疼痛（文献7より引用）

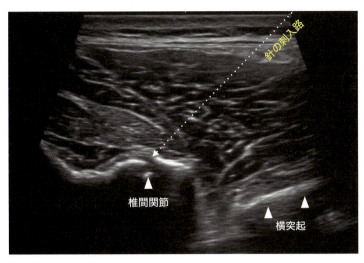

図6 椎間関節注射
棘突起上にプローブを当てて椎間関節を確認し、プローブの外側から刺入する。

プローブの外側から平行法で刺入する（図6）。注射針は25G, 60mmのカテラン針を用いることが多い。使用する薬液は、従来型のブロックでは1%キシロカイン4mL＋デカドロン1.6mg、hydroreleaseでは生理食塩水5mLを症状に合わせて用いる。

Hydrorelease とは

Hydroreleaseとは、超音波ガイド下に結合組織へ生理食塩水、ブドウ糖液、リンゲル液などを注入して痛みを治療する方法である。Hydroreleaseのメカニズムはまだ不明な点が多いが、Lancetに急性局所筋肉痛にメピバカインよりも生理食塩水の注射の方が効果があったとの報告が1980年に掲載されており[8]、近年、エコーガイド下で筋外膜に生理食塩水、重炭酸リンゲルの注射を行うことでメピバカインよりも筋膜性疼痛症候群に対して効果が高かったとの報告もある[9]。

筋骨格系の運動が円滑に行われるために、lubricant adipofascial system (LAFS) が存在し、LAFSに感覚神経が多く存在すること、神経の周囲にもLAFSがあることが報告されている[10]。LAFSへのhydroreleaseは、今後注目される治療法である。Hydroreleaseの詳細は第11章と第12章で紹介する。

筋・筋膜由来の腰痛

神経刺激によって収縮する筋の実質部分は、その周囲を区画し、力を腱に伝え、筋同士や周囲の組織との滑走性を保つために結合組織（fascia）で包まれている。

腰部には胸腰筋膜（thoracolumbar fascia）が存在し、腰椎横突起や棘突起に付着する（図7）。胸腰筋膜内に存在する腹横筋の収縮によって筋膜の緊張が増し、腰椎の安定性に貢献している[11]。

痛みを出すことが多い腰部筋は、多裂筋、脊柱起立筋（最長筋、腸肋筋）、腰方形筋である。疼痛の原因となっている筋を同定するには、圧痛に加え、腰椎の前後屈・回旋・側屈を行う。前後屈動作で痛ければ矢状面に走行する筋（棘筋や最長筋）、回旋動作で痛ければ斜めに走行する筋（多裂筋や腸肋筋）、側屈で痛ければ側面に走行する筋（腰方形筋）を疑う。

腰部筋・筋膜へのエコーガイド下注射

治療する高位は、最も圧痛が強い高位としている。また、自覚症状が表面の突っ張るような痛みの場合は胸腰筋膜の浅層を、重苦しい深い場所の痛みを訴える場合は胸腰筋膜の中間層を治療深度としている。

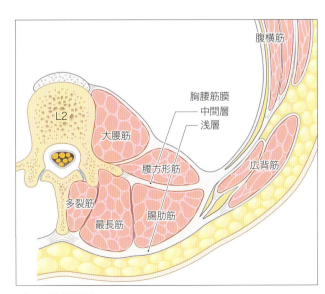

図7 胸腰筋膜

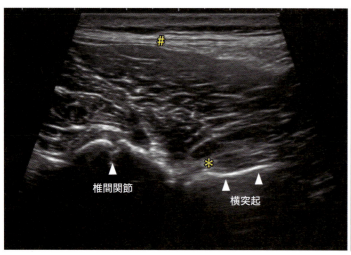

図8　筋・筋膜性腰痛への注射部位（短軸像）

＃：胸腰筋膜の浅層（最長筋と腸肋筋の筋膜間）
＊：胸腰筋膜の中間層（腸肋筋と腰方形筋の筋膜間）

　ただし、実際の臨床では、上記のようにはっきりと症状が分類できる場合は少なく、症状が混在する場合がほとんどである。そのため、胸腰筋膜の浅層（図8の＃）と中間層（図8の＊）に生理食塩水10mLや1％キシロカイン1mL＋ノイロトロピン1A＋生理食塩水6mLの混合液を注射することが多い。この中間層の注射部位は、腰神経全後枝ブロックやerector spinae plane blockと呼ばれるブロックの刺入点と近い部位である。

仙腸関節由来の腰痛

　仙腸関節は後方で骨間仙腸靱帯と後仙腸靱帯で結合されており、これらは人体の中で最も強靱な靱帯といわれている。村上は、腰痛全体の中で仙腸関節が原因となっている頻度は数％〜数十％であり、上後腸骨棘付近の痛みが主であるが、鼠径部、殿部、大腿外側にデルマトームに一致しない関連痛が生じると報告している[12]。

　診断は、上後腸骨棘付近を痛みの強い部位として指すことができ（one finger test）、腹臥位でこの部位に圧迫を加えることで疼痛が誘発される場合（Newtonテスト変法）、仙腸関節由来の痛みを疑う。

仙腸関節へのエコーガイド下注射

　仙腸関節の短軸方向にプローブを当て、腸骨と仙骨の間を斜走する後仙腸靱帯を描出する（図9）。25Gのカテラン針を用い、平行法で後仙腸靱帯の表面に生理食塩水

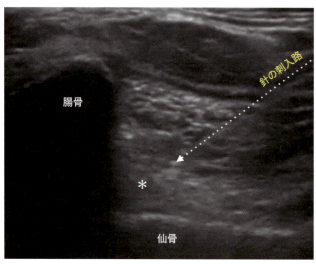
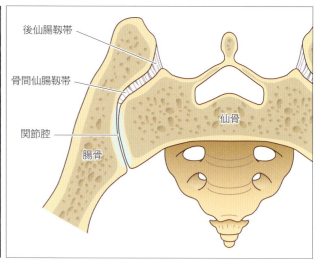

図9　仙腸関節への注射部位（短軸像）　＊：後仙腸靱帯

5mLを注射しhydroreleaseする。効果の持続が短い場合は、1％キシロカイン4mL＋デカドロン1.6mgを使用する。患側の荷重時痛が著明な場合は、針を後仙腸靱帯の深層へ刺入し、仙腸関節内に1％キシロカイン2mL＋デカドロン1.6mgを注入する。

文献

1. Wischhöfer E, *et al.* Ultrasound detection of rib fractures for verifying fracture diagnosis. A pilot project. *Unfallchirurg* 1995 May; 98(5): 296-300
2. Wüstner A, *et al.* Ultrasound diagnosis in blunt thoracic trauma. *Ultraschall Med* 2005 Aug; 26(4): 285-290
3. 皆川洋至：肋骨骨折診断における単純X線検査と超音波検査の比較．日本整形外科超音波研究会会誌 2010; 21(1); 46-50
4. 五嶋謙一ら：肩甲背部痛を主訴とした第1肋骨疲労骨折の1例．整形外科 2015; 66(6): 540-543
5. 内田繕博ら：スポーツ選手に発生した第1肋骨疲労骨折の2例．*JOSKAS* 2013; 38(3): 789-793
6. Kornick C, *et al.* Complications of lumber facet radiofrequency denervation. *Spine* 2004; 29: 1352-1354
7. 鈴木秀典, 田口敏彦：椎間関節性疼痛．*Orthopaedics* 2017; 30(8): 71-76
8. Frost FA, *et al.* A control, double-blind comparison of mepivacaine injection versus saline injection for myofascial pain. *Lancet* 1980; 1(8167): 499-500
9. Kobayashi T, *et al.* Effects of interfascial injection of bicarbonated Ringer's solution, physiological saline and local anesthetic under ultrasonography for myofascial pain syndrome: Two prospective, randomized, double-blinded trials. 金沢大学十全医学雑誌 2016; 125: 40-49
10. Nakajima H, *et al.* Anatomical study of subcutaneous adipofascial tissue: A concept of the protective adipofascial system (PAFS) and lubricant adipofascial system (LAFS). *Scandinavian J of Plast Reconstr Surg and Hand surg* 2004; 38(5): 261-266
11. Willard FH, *et al.* The thoracolumbar fascia: Anatomy, function and clinical considerations. *J Anat* 2012; 221: 507-536
12. 村上栄一：仙腸関節の痛み；診断の付かない腰痛．南江堂，2002

スポーツ現場で役立つ！ 運動器エコー指南書

7 膝関節

中瀬順介 ● 金沢大学整形外科

　膝関節痛の診察で最も大切なのは問診・視診・触診であり、鑑別診断を挙げて確定診断、治療へと進めていく過程で、各種画像検査による補助診断を行う。スクリーニング検査としてこれまで活躍してきたのが単純X線検査であるが、スポーツ選手の膝関節痛において異常所見を呈することがほとんどないことはよく経験されるところであろう。病態が膝関節内でも膝関節外でも、急性外傷でも慢性障害であっても、「骨」が疼痛の原因となっていることが少ないからである。

　骨病変の存在を単純X線写真で否定することが必要だ！とおっしゃる方もいると思うが、超音波像でも骨表面の異常を同定することは可能である。この点については、自身の反省症例を提示して後ほど解説する。

　一方、膝関節内の病態についてはMRIが有用であり、関節内靱帯や半月板の損傷などを疑った場合には、丁寧な身体診察に加えて、MRIによる検査が必要である。MRIはまた関節外靱帯や腱、滑液包などの異常も同定することが可能であるが、すべての患者にMRIを撮影することは不可能である。超音波やMRIに限らず、診断に有効なツールと有用なツールとを使い分け、正確な診断の補助とすることが重要である。膝スポーツ障害の診療において、「とりあえず、レントゲン」という時代はとうの昔に過ぎている。

　本章では、スポーツ選手が訴えることが多い膝前方部痛を対象として、膝関節前方の超音波解剖と各疾患に対する超音波診療について解説する。スポーツ選手の膝関節痛の診療に超音波が有用であることは疑いの余地がなく、不可欠なツールになっている。

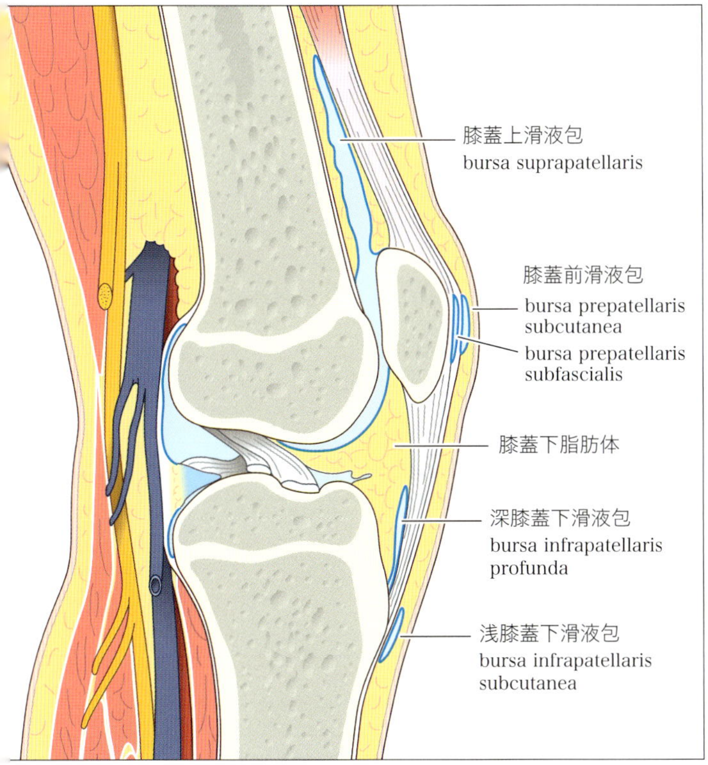

膝関節前方の超音波解剖[1,2]

滑液包

　滑液包は筋や腱、靱帯、関節包、皮膚などの組織間にあって、関節運動に伴う組織間の摩擦を軽減し、関節運動を補助する。膝関節周囲には多数存在し、関節腔と交通するものもある。

　図1に示すように、膝関節前方には① Bursa suprapatellaris、② Bursa prepatellaris subcutanea、③ Bursa prepatellaris subfascialis、④ Bursa infrapatellaris profunda、⑤ Bursa infrapatellaris subcutaneaが存在する。これらの滑液包は外傷やオーバーユースによって炎症が生じることがある。

図1　膝関節前方の滑液包 （文献1を参考に作図）

膝蓋上滑液包 bursa suprapatellaris
膝蓋前滑液包 bursa prepatellaris subcutanea / bursa prepatellaris subfascialis
膝蓋下脂肪体
深膝蓋下滑液包 bursa infrapatellaris profunda
浅膝蓋下滑液包 bursa infrapatellaris subcutanea

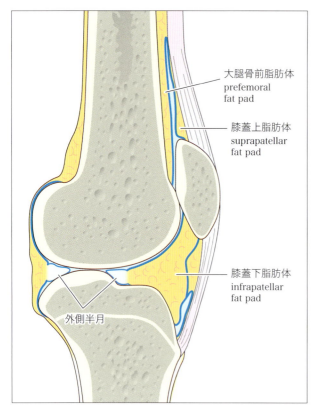

図2 膝関節周囲の脂肪体 (文献3を参考に作図)

①膝蓋下脂肪体 infrapatellar fat pad

膝蓋腱の下層にあり、関節包内滑膜外の組織である。単なる貯蔵脂肪ではなく、膝の形を保つ働きを持つ。また、大腿四頭筋収縮による最大荷重に際し、衝撃吸収機構として働くと考えられている。この脂肪体には外側および内側下膝動脈からの分枝が進入しており、前十字靱帯への血液供給に重要な役割を果たしている。

②膝蓋上脂肪体 suprapatellar (quadriceps) fat pad

膝蓋骨近位に三角形の形状で存在し、大腿四頭筋付着部と膝蓋骨軟骨の間隙を埋め、膝関節伸展機構の適合性を増加させる働きを持つといわれる。

③大腿骨前脂肪体 prefemoral (supratrochlear) fat pad

大腿骨前方に位置し、膝蓋上脂肪体との間には膝蓋上滑液包が存在する。

膝前方部痛をきたす主な疾患

膝蓋前滑液包炎

膝関節の腫脹と疼痛を主訴とするが、時に無痛性の滑液包血腫や水腫も存在する。

皮膚と膝蓋骨あるいは皮膚と fascia subcutanea、膝蓋骨と fascia subcutanea 間の繰り返しの刺激あるいは急性外傷によって生じる。滑液包炎が生じると、近接する滑液包と結合することがある（図3）。柔道やレスリングなど膝蓋骨を床にすりつける動きを伴うスポーツ選手に多く発症する。

超音波所見：膝蓋骨表層に血腫あるいは滑液貯留による低エコー域を呈する（図4左）。症状が遷延し、慢性化し

脂肪体[3]

脂肪にはエネルギー貯蔵、保温、衝撃緩衝・摩擦軽減、スペーサー、内分泌、組織再生などの役割があると考えられている。

膝関節前方には次の3つの脂肪体が存在する（図2）。これらの組織は摩擦軽減や衝撃吸収作用など合目的に存在し、繰り返しの刺激によって損傷され、疼痛の原因となることが多い。

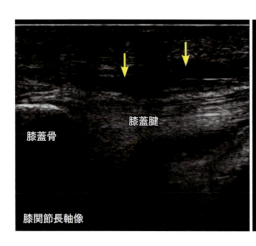
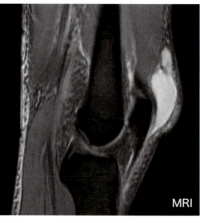

図3 膝蓋前滑液包炎
17歳男柔道選手。超音波で液体成分の貯留が認められ（矢印）、穿刺したところ血性であった。

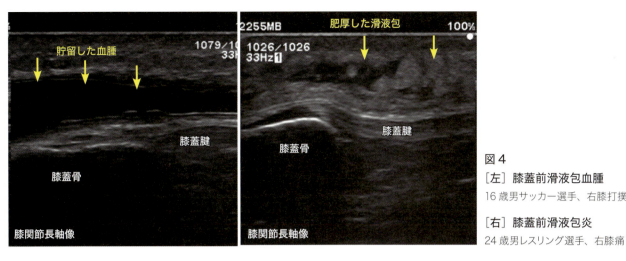

図4
[左] 膝蓋前滑液包血腫
16歳男サッカー選手、右膝打撲

[右] 膝蓋前滑液包炎
24歳男レスリング選手、右膝痛

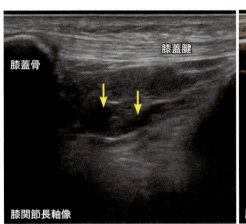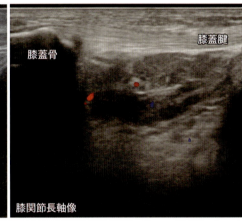

図5 Hoffa病
16歳女バレエダンサー

た場合には、肥厚した滑膜が高信号で樹枝状に描出されることもある（図4右）。

治療：エコーガイド下で貯留液を穿刺し、性質を確認し、リドカイン1mLとトリアムシノロンアセトニド5mgを投与する。穿刺、注射後にはパッドあるいはバンテージで圧迫を加える。

Hoffa病

外傷を契機に起こる場合と、慢性的に発症する場合があり、膝蓋下脂肪体の深層が大腿骨と脛骨に挟まれることで脂肪体に出血や浮腫、線維化が生じることが原因と考えられている。1904年にHoffaが報告[4]し、infrapatellar fat pad syndromeやinfrapatellar fat pad impingementとも呼ばれる。

若年女性の過伸展する膝で発症しやすく、Hoffaテストが陽性になる。Hoffaテストとは、膝蓋腱の内側か外側を圧迫しながら、膝関節を屈曲位から他動的に完全伸展位として、疼痛の誘発をみるものである。

超音波所見：膝蓋下脂肪体の深層に低エコー域と高エコー域が混在する領域を認め、ドプラモードで周辺に血流シグナルを認める（図5）。

治療：血流シグナル周辺に交差法でリドカイン1mLとトリアムシノロンアセトニド5mgを投与する。膝関節の過伸展時に疼痛が誘発されることが多く、できる限り過伸展を避けるように指導する。保存療法に抵抗する場合には、鏡視下に線維化した膝蓋下脂肪体の一部を切除することもある。

膝蓋腱症（ジャンパー膝）

膝蓋腱症はジャンプやランニング動作を繰り返すスポーツ選手に好発する膝伸展機構のオーバーユースによる障害である。好発部位は膝蓋腱の近位深層やや内側寄りである。

その病態は膝蓋腱の微小断裂、浮腫、ムコイド変性などと報告されているが、現在でも不明な点が多い[5,6]。急性期には膠原線維間あるいは膠原線維束間の解離が生じ、出血を伴った病変は炎症反応を介して修復され、出血を伴わ

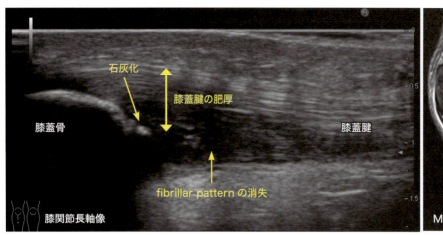
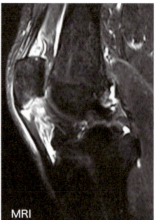

図6 膝蓋腱症　17歳女バドミントン選手

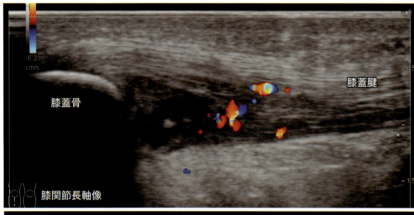
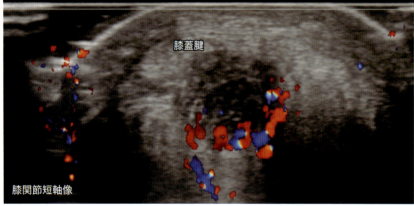

図7 膝蓋腱症
ドプラモード

ない病変は炎症を伴わずにいわゆる線維芽細胞性治癒の過程を経て修復される。その修復過程の早期に強い繰り返し負荷が加わることによってさらなる腱損傷が起こり、正常な修復が阻害されて様々な腱の変性に至り、慢性化・難治化する例が存在する。

超音波所見：膝蓋腱が肥厚、低輝度化し、fibrillar pattern を示す線状高エコー像が開大または消失し、時に石灰化を認める（図6）。ドプラ画像で病変部位と周囲の膝蓋下脂肪体に血流シグナルを認めることがある（図7）。

治療：大腿四頭筋遠心性トレーニングの指導や理学療法士による動作指導に加えて、エコーガイド下注射を行う。注射は交差法で、病変部にリドカイン2mLあるいはヒアルロン酸2.5mLを注射する。膝蓋骨前方も疼痛の原因になっていることがあり、膝蓋骨の前方にも同時に注射することがある（▶動画7-1）。

難治性の場合には、局所麻酔後 scraping 法を追加することもある[7]。膝蓋腱断裂の危険性があるため、トリアムシノロンアセトニドは投与しない。症状が遷延し、保存療

動画7-1

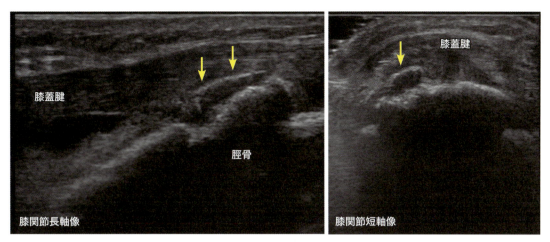

図8 Osgood-Schlatter病　12歳男サッカー選手

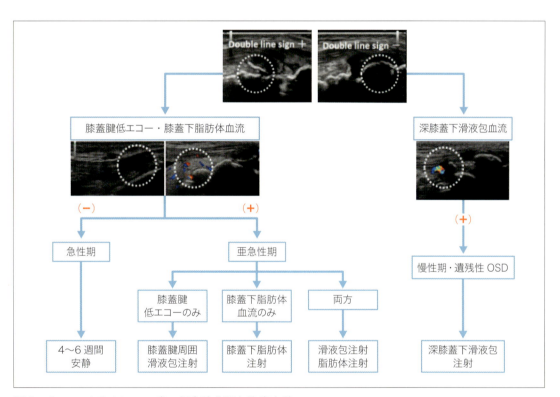

図9 Osgood-Schlatter病の超音波分類と治療方針

法に抵抗する場合には、術中にエコーを併用して鏡視下手術を行う場合もある。

Osgood-Schlatter病（OSD）

未成熟で力学的に脆弱な脛骨粗面への繰り返しの牽引力が原因で発症する。成長期のスポーツ選手（男児は10～14歳、女児は8～12歳）に多く、約30%は両側性に発症する。発育期における急激な骨成長と筋・腱の成長バランスの不均衡に大腿四頭筋の反復牽引力が加わり、脛骨粗面の二次骨化中心に部分的剥離が生じて発症すると考えられている[8,9]。しかし、現在でも動物モデルは確立されておらず、詳細な病態は解明されていない。

超音波所見：病初期には二次骨化中心の部分的な裂離を認める（図8）。我々はOSDに特徴的な超音波所見として、①深膝蓋下滑液包水腫、②膝蓋腱低エコー域、③膝蓋腱周囲の血流シグナル、④膝蓋下脂肪体の血流シグナルの4つを報告し、疼痛との関係を明らかにした[10]。さらに、それらの結果をもとに、膝蓋腱周囲と膝蓋下脂肪体の状態によって治療法を選択する超音波分類を報告した[10]（図9）。

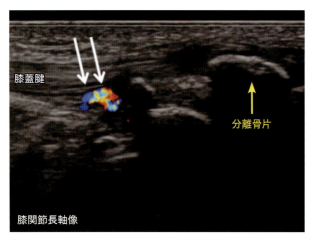

図10 遺残性 Osgood-Schlatter 病
20歳男サッカー選手

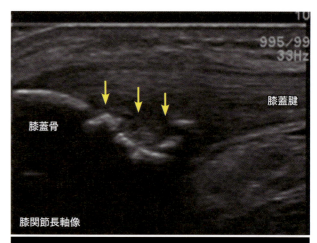

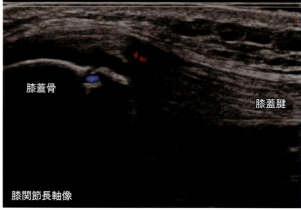

図11 Sinding-Larsen-Johansson 病
10歳男サッカー選手

動画7-2

動画7-3

治療：上記のごとく、我々は各種ストレッチなどに加えて分類に応じた注射療法を行っている。初期では4〜6週間の安静を指示し、亜急性期では疼痛の原因が腱周囲にある場合には腱周囲への注射を行う。この際、ターゲットになるのは浅膝蓋下滑液包と深膝蓋下滑液包である。膝蓋下脂肪体に血流シグナルを認める場合には、膝蓋下脂肪体にリドカイン1mLとトリアムシノロンアセトニド5mgを投与する。局所注射を行うと、直後からスクワット時やジャンプ時の疼痛が軽減する。2〜4週間に1回、疼痛がほぼ消失するまで注射を繰り返している（▶動画7-2, 7-3）。

遺残性 Osgood-Schlatter 病

上記OSDとは別の病態を示す。OSDで発生した分離骨片と脛骨粗面・膝蓋腱深層との間に生じた滑液包炎が疼痛の本態である。

超音波所見：膝蓋腱直下に骨化した分離骨片を認め、その近位にドプラモードで血流シグナルを認める（図10）。

治療：血流シグナルを呈する部位に交差法で、リドカイン1mLとトリアムシノロンアセトニド5mgを投与する。滑液包炎が痛みの中心となるため、トリアムシノロンアセトニドを併用する。注射後も疼痛を繰り返す場合には、遺残骨片を摘出する手術加療を行う場合もある。

Sinding-Larsen-Johansson 病（SLJD）

SLJDは膝蓋骨下極（膝蓋腱付着部）に不規則な骨化像を呈する。膝蓋骨の骨化障害説が有力であり、OSDと同じく男児に多くみられる。OSDよりも発症年齢が低く、10歳前後の発症が多い。OSDと比べると経過が短く、予後は良好である。

超音波所見：膝蓋骨下極の骨輪郭の不整像が特徴的であり、ドプラ画像で膝蓋骨あるいは膝蓋腱に血流を認めることがある（図11）。

治療：SLJDに対して注射療法を行うことはない。安静とストレッチ指導により疼痛は比較的短期間で消失し、スポーツ活動に復帰することが可能となる。患児は10歳前後であり、病識、理解力に乏しい。同席している保護者に丁寧に病態を説明し、安静とストレッチ指導を徹底することが治療上重要である。

有痛性分裂膝蓋骨

有痛性分裂膝蓋骨は膝蓋骨本体と1〜数個の骨片に分かれているものの中で、その分裂部位に疼痛を有するものをいう。分裂膝蓋骨の頻度は人口の2〜3%程度で、そのうち症状を呈するものは2%程度と報告されている。有痛者の多くはスポーツ選手である[11]。多くが男性（約80%）で、

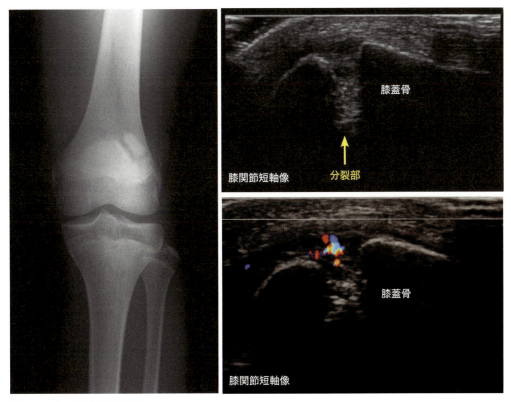

図12　有痛性分裂膝蓋骨

左右差はなく、約25%が両側発生である。身体所見から比較的診断は容易で、単純X線で分裂した膝蓋骨が同定可能である（図12左）。

超音波所見：分裂膝蓋骨では膝蓋骨の連続性が途絶する。有痛性分裂膝蓋骨では分離部の血流シグナルが特徴的である（図12右）。一方、無症候性分裂膝蓋骨では、分離部に血流シグナルを認めないことが多い。外側広筋腱の一部が分裂した膝蓋骨に付着し、付着部に血流シグナルを認めることもある。

治療：外側広筋のストレッチに加えて、血流シグナルを呈する部位に交差法で、リドカイン1mLとトリアムシノロンアセトニド5mgを投与する（▶ 動画7-4）。注射後も疼痛を繰り返す場合には、骨片の摘出や骨片に付着している外側広筋腱を切離する[12]手術加療を行う場合もある。

動画7-4

発生頻度は低いが見落としてはいけない疾患

膝蓋骨疲労骨折

膝蓋骨疲労骨折は比較的まれな疾患といわれている[13]が、膝前方部痛を呈するスポーツ選手を診察する際には念頭に置くべき疾患である。長軸方向と短軸方向の骨折型が報告されているが、多くは短軸方向で横骨折となり、骨折線は膝蓋骨下端から約25%の位置と報告されている[14]。身体所見は膝蓋腱症（ジャンパー膝）と酷似し、身体所見のみで両者を鑑別することは困難である。

症例は19歳男性サッカー選手で、約3週間前から特に誘因なく膝前方部痛を認めた。前医では単純X線像で異常所見がなく、膝蓋腱症として保存的加療を行っていた。疼痛が持続するため、当院を受診した。

初診時超音波像（図13A）では膝蓋腱と膝蓋下脂肪体に血流シグナルを認め、膝蓋腱症と矛盾しなかった（振り返ってみると、膝蓋腱の肥厚やfibrillar patternの開大や消失の所見はない）。膝蓋腱症と診断し、膝蓋腱への注射、リハビリテーションを行ったが、注射後もスクワット時の疼痛が軽快しなかった。疼痛の経過に違和感があったため単純X線写真を撮影したが、異常所見はなかった（図13B）。さらに疼痛が遷延したためMRIを撮影したところ、膝蓋骨疲労骨折であった（図13C）。

初診時の超音波画像を振り返ってみると、膝蓋骨骨表面の連続性が途絶えている箇所が存在した（図13D）。膝蓋腱周囲や膝蓋下脂肪体の血流シグナルに目を奪われて、骨表面の所見を見落としていた症例である。

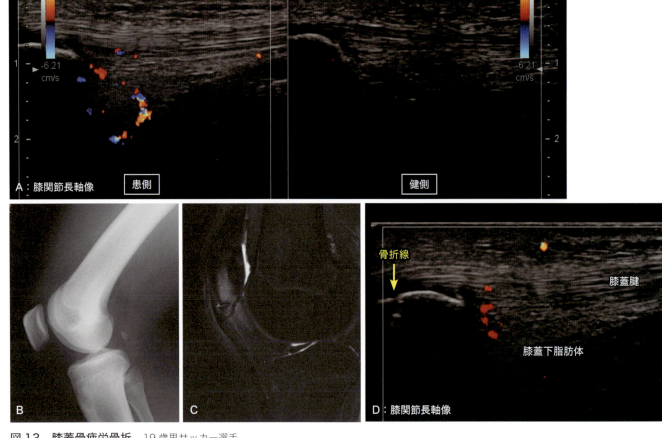

図13 膝蓋骨疲労骨折　19歳男サッカー選手

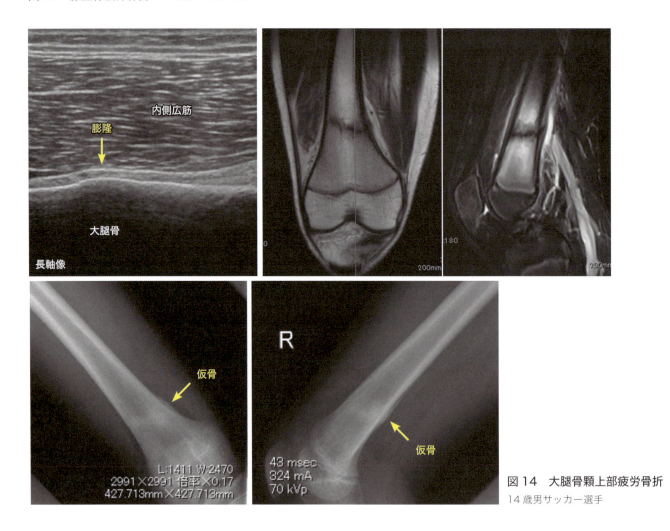

図14 大腿骨顆上部疲労骨折
14歳男サッカー選手

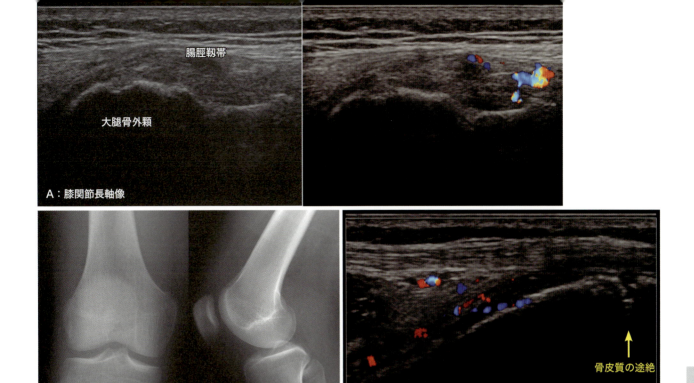

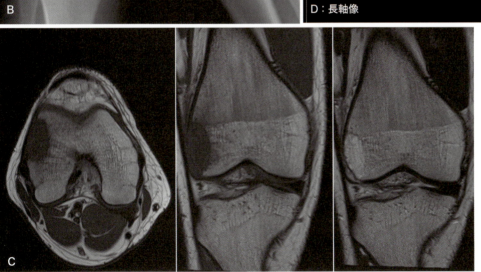

図15 大腿骨骨腫瘍
16歳男サッカー選手

大腿骨顆上部疲労骨折

　スポーツ選手の膝前方部痛を呈する疾患として発生頻度は低いが、鑑別に挙げるべき疾患の1つである。他の疲労骨折と同様に、病初期には単純X線写真で異常所見を認めず、診断に難渋することがある。

　症例は14歳男児サッカー選手で、1か月前から寛解と増悪を繰り返す膝前方部痛を主訴として受診した。前医2か所では単純X線写真上、異常所見はないといわれていた。当院初診時の超音波所見では大腿骨前方に皮質の膨隆を呈し、MRIで大腿骨顆上部に疲労骨折を認めた。2週間後の単純X線像では仮骨を認めた（図14）。

大腿骨骨腫瘍

　膝関節周囲は骨腫瘍の好発部位であり、中高生の膝関節周囲部痛を診察する時には必ず鑑別に挙げないといけない疾患の1つである。

　症例は16歳男性サッカー選手で、2か月前から繰り返す右膝前外側部痛を訴えて受診した。安静時痛はなく、歩行やランニングをした後に疼痛を訴えていた。身体所見では、内反膝で腸脛靱帯に圧痛を認め、graspingサインも陽性であった。超音波所見では腸脛靱帯直下の脂肪組織に血流シグナルを認め（図15A）、腸脛靱帯炎と診断し、注射療法と理学療法を行った。

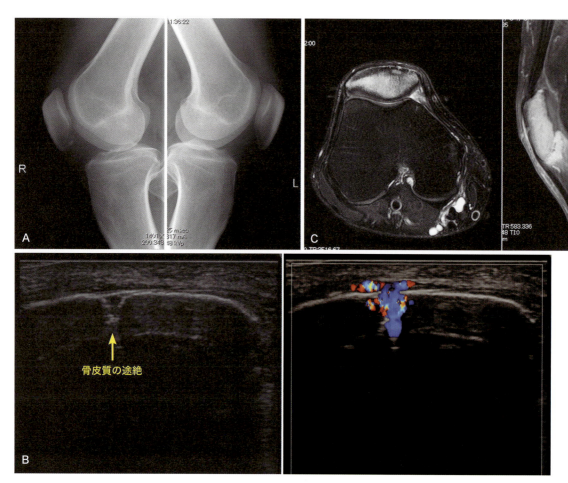

図16　膝蓋骨骨腫瘍　54歳男

疼痛は比較的速やかに消失したが、2週間後に長距離歩行してから激痛となり、歩行困難となったため当院再診となった。再診時の単純X線像では異常所見はなかった（図15B）が、MRIで骨腫瘍を指摘された（図15C）。

初診時の超音波画像を振り返ってみると、大腿骨外顆に皮質骨の連続性が途絶えている箇所が存在した（図15D）。軟部組織の所見に目を奪われて、骨表面の異常所見を見落としていた症例である。

膝蓋骨骨腫瘍

膝蓋骨骨腫瘍は比較的まれであり、提示する症例はスポーツ選手ではないが教訓的な症例となったため紹介する。

症例は54歳男性、右膝前方部痛を主訴に受診した。振り返ってみると、初診時単純X線像（図16A）でも膝蓋骨表面と下極に異常所見を確認できるが、当初は明らかな異常所見はないと判断した。

一方、超音波像では膝蓋骨皮質骨の途絶と血流シグナルを認め（図16B）、局所に強い熱感を認めた。MRIを撮影したところ、膝蓋骨全体に信号変化を認め、膝蓋骨下極には骨融解も認め、肝細胞癌の骨転移であった（図16C）。

半月板嚢腫

スポーツ選手の膝前方部痛の中で膝関節伸展時に疼痛を訴える場合には、半月板前方の半月板嚢腫も鑑別に挙げる必要がある。

症例は29歳ライフル射撃選手で、膝関節屈伸時に左膝関節痛が出現し、特に完全伸展時の疼痛が著明であった。初診時の超音波所見では、膝蓋腱の深層で膝蓋下脂肪体内に嚢胞性病変を認めた（図17）。MRIでは外側半月板前節から生じた半月板嚢腫であった。

治療は超音波ガイド下に穿刺を行うが、繰り返す場合には鏡視下手術を行うこともある。

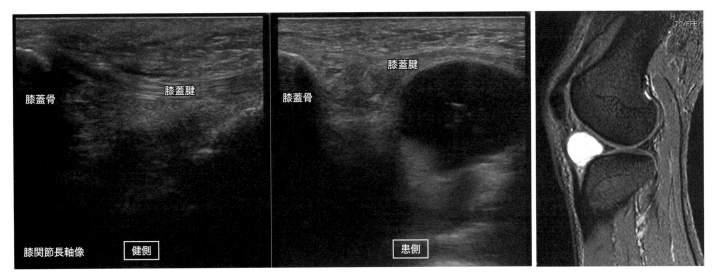

図17 半月板嚢腫　29歳男ライフル射撃選手

◆

　以上のように、スポーツ選手の膝前方部痛のスクリーニングには超音波が最適である。注意深く観察することで、皮質骨表面の異常所見を同定することが可能である。一方で、単純X線写真が診断に役立つこともあり、特にアライメントの観察には必須である。様々な鑑別診断を想定し、最適と思う検査をオーダーして、正確な診断と治療へつなげることが肝要である。また、スポーツを行っている若年者の膝関節痛の中には骨軟部腫瘍による疼痛が潜んでいることがあり、常に鑑別診断の1つに想定しておかなければいけない。

　超音波の最大の魅力は、これまで見えなかったことが見えるようになったことである。診断においては、腱や脂肪など軟部組織に加えて、血流、関節屈伸による動きや荷重による動きなどである。治療においては、病変部に加えて、穿刺した針を確認することができるため、注射療法の安全性と再現性が担保された。超音波によって膝前方部痛の診断と治療が大きく変化し、新しい時代に突入したといえる。

　超音波を使いこなすためには、多くの正常・異常を経験することである。健側と比較することが簡単にできて、侵襲が少ないため、繰り返し観察することができる。

　最後に、オーバーユースの障害には様々な原因が存在し、その原因を改善することが唯一の根本的な治療であるといえる。注射療法で除痛を行うと同時に、ストレッチ指導や理学療法士による動作指導も必ず追加している。

引用文献

1. Lanz J, et al. Praktische Anatomie. Titus von Lanz, Springer-Verlag, Berlin, 1972
2. 渡辺正毅, 広畑和志編：膝関節の外科. 医学書院, 1985
3. Clockaerts S, et al. The infrapatellar fat pad should be considered as an active osteoarthritic joint tissue: a narrative review. Osteoarthritis Cartilage 18: 876-82, 2010
4. Hoffa A. Influence of adipose tissue with regard to the pathology of the knee joint. JAMA 43:795-796, 1904
5. Khan KM, et al. Patellar tendinopathy: some aspects of basic science and clinical management. Br J Sports Med 32: 346-355, 1998
6. 中瀬順介ほか：ジャンパー膝の病態, ウサギを用いた実験的研究. 臨床スポーツ医学 27: 1073-1077, 2010
7. Mederic MH, et al. Ultrasound-guided scraping for chronic patellar tendinopathy: a case presentation. PM&R 8: 593-596, 2016
8. 平野篤：オスグッド病の発生原因とその予防. 日整会誌 85: 546-550, 2011
9. Nakase J, et al. Precise risk factors for Osgood-Schlatter disease. Arch Orthop Trauma Surg 135: 1277-1281, 2015
10. 中瀬順介ほか：Osgood-Schlatter病に対する運動器超音波診療. 別冊整形外科 73: 175-178, 2018
11. Oohashi Y, et al. Clinical features and classification of bipartite or tripartite patella. Knee Surg Sports Traumatol Artrosc 18: 1465-1469, 2010
12. Adachi N, et al. Vastus lateralis release for painful bipartite patella. Arthroscopy 18: 404-11, 2002
13. Orava S, et al. Diagnosis and treatment of stress fracture of the patella in athletes. Knee Surg Sports Traumatol Artrosc 4: 206-211, 1996
14. 虎谷達洋ほか：スポーツ選手に発生した膝蓋骨疲労骨折11膝の治療成績. 日本整形外科スポーツ医学会誌 32: 191-195, 2012

スポーツ現場で役立つ！運動器エコー指南書

8 足部・足関節

笹原 潤●帝京大学スポーツ医科学センター

　足部・足関節には、多くの骨・関節や靱帯・筋・腱などが存在し、スポーツ活動によって様々な部位が多様な傷害をきたす。足関節捻挫は、スポーツ傷害の中でも受傷頻度が最も高い。またランニングに伴う傷害において、アキレス腱症や足底腱膜炎が占める割合は大きい。これらの多くは軟部組織損傷であり、従来の単純X線検査に頼った診断方法では的確に診断することは困難であった。

　軟部組織損傷を診断できる画像診断ツールには、MRIと超音波検査がある。MRIで詳細な診断を行うことは可能であるが、コストや検査に要する時間を考慮すると、すべての軟部組織損傷に対してMRIを行うことは非現実的である。

　一方、超音波検査は簡便かつ低侵襲に行うことができ、可搬性にも優れているため、病院外に持ち出してスポーツ現場で用いることも可能である。さらに、超音波検査は動きの中で観察することができるため、靱帯損傷による不安定性をリアルタイムに評価することもできる。超音波検査は、スポーツ傷害に対する画像診断の第一選択となりつつある。

　本稿では、足部・足関節に生じる各スポーツ傷害に対する超音波診療について解説する。

足関節果部骨折

　足関節は、脛骨と腓骨、距骨とで構成される。内果と後果は脛骨の遠位部に位置し、外果は腓骨の遠位部に位置する。高所からの転落や捻挫によって、しばしば足関節果部骨折を生じる。単純X線写真では判断しにくいような微細な骨折も、超音波検査で鮮明に描出することができる。

　外果の直上で長軸像を描出すると、骨は連続した線状の高エコー像として描出される。骨折部は皮質骨の段差や不連続部として観察できる（図1）。骨折部のスクリーニングを行う場合は、必ず長軸像と短軸像の両方を観察する。

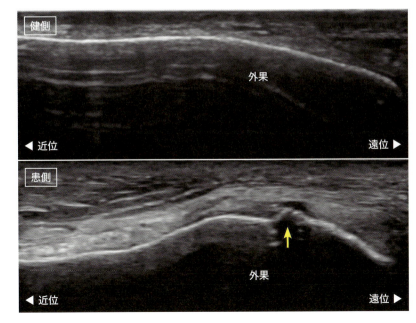

図1　外果骨折
骨折部は線状高エコー像を呈する皮質骨の段差として観察できる。その段差が正常所見（normal variant）なのか異常所見なのかの鑑別は、慣れるまでは健側と比較するとよい。

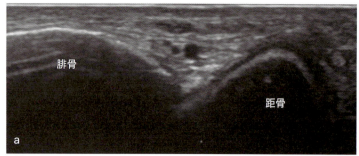
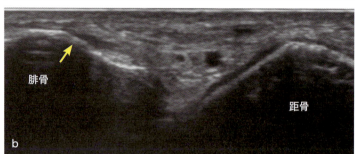
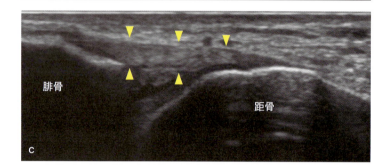

図2　前距腓靱帯の描出法

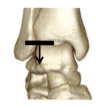

a：距腿関節レベルでは、腓骨はなだらかな骨輪郭を呈し、距骨は角状の骨輪郭を呈している。

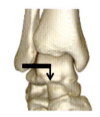

b：前距腓靱帯の腓骨付着部は、なだらかな骨輪郭が角状になったところの斜面である（矢印）。

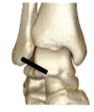

c：前距腓靱帯の距骨付着部は、角状の骨輪郭がなだらかになったところの斜面である。健常例では前距腓靱帯（矢頭）は fibrillar pattern を呈している。

▶ 動画 8-1

動画 8-1

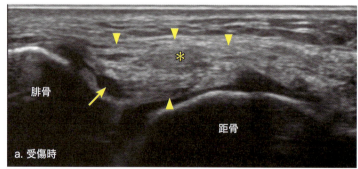
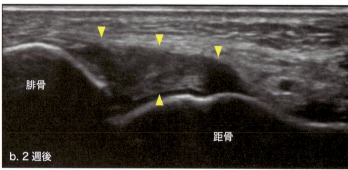

図3　前距腓靱帯損傷

a：損傷した前距腓靱帯（矢頭）は、fibrillar pattern が消失して低エコー像を呈し（＊）、前方引き出しストレスをかけると腓骨側の断裂部（矢印）に不安定性があることがわかる。

b：受傷2週後の前方引き出しストレスでは、不安定性が消失している。

▶ 動画 8-2

動画 8-2

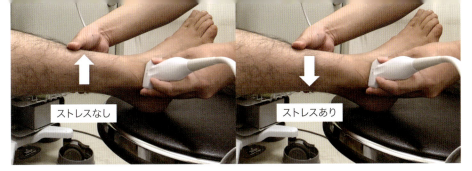

図4 前距腓靱帯の前方引き出しストレス撮像

プローブを持っていない方の手で被検者の下腿遠位を把持し、下腿を上に持ち上げることでストレスなし、下腿を下に押し下げることでストレスありの状態が観察できる。

前距腓靱帯損傷

前距腓靱帯は腓骨と距骨を結合している靱帯で、足関節捻挫によって損傷される頻度が最も高い靱帯である[1]。そのため、前距腓靱帯損傷を的確に描出する技術は、足関節捻挫の超音波診療を行うにあたって、最初に身につけるべきスキルである。

前距腓靱帯の描出法

前距腓靱帯を鮮明に描出するためには、靱帯付着部の骨性ランドマークを正しく理解しておくことが大切である。距腿関節の外側で短軸像を描出し（図2a）、ここからプローブを遠位へスライドさせていくと、骨性ランドマークが描出しやすい。腓骨付着部は、なだらかな骨輪郭が角状になったところの斜面である（図2b）。

腓骨付着部が描出されたら、ここを軸にプローブの距骨側を遠位に回転させて、距骨付着部を描出する。距骨付着部は、角状の距骨骨輪郭がなだらかになったところの斜面である（図2c）。

健常例では前距腓靱帯の長軸像でfibrillar pattern（複数の線状高エコー像からなる層状配列）が確認できるが、損傷されるとfibrillar patternが乱れて腫脹し、低エコー像を呈する（図3a）。

前方引き出しストレスを加えて観察することにより、断裂部位の不安定性が評価できる。その方法は、まず被検者の踵を椅子の上などに置き、下腿後面が浮いた状態で前距腓靱帯を描出する。

次に、プローブを持っていない方の手で被検者の下腿遠位を把持し、下腿を上に持ち上げることでストレスなし、下腿を下に押し下げることでストレスありの状態が観察できる（図4）。超音波検査で動的な観察を行うことにより、保存療法の経過において断裂部の治癒状況を評価することが可能となる（図3b）。

裂離骨折、残存靱帯の描出

小児や40歳以上における内がえし捻挫の場合は、前距腓靱帯実質部の損傷ではなく、しばしば腓骨の裂離骨折をきたす[2]。特に小児では軟骨下骨に微細な裂離を生じることが多く、単純X線検査では描出が困難であるが、超音波検査では裂離部を描出することができる（図5）。

陳旧例では、しばしば靱帯付着部の骨形態異常を伴っているため、残存靱帯を的確に描出するには検者の知識や経験、技術が必要である。残存靱帯の特徴的な超音波所見は、靱帯付着部の異常（変形や骨棘形成、os subfibulare、靱帯付着部の変位など）と靱帯実質の変性（肥厚ないし菲薄化）である。一般的に靱帯実質は菲薄化していることが多いが、受傷から数ヵ月以内の症例では、靱帯実質はしばしば肥厚している。またos subfibulareを有している症例では、ほとんどの場合os subfibulareと距骨との間にしっかりした残存靱帯が確認できる（図6）。

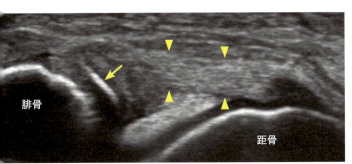

図5 前距腓靱帯損傷・腓骨裂離骨折
前距腓靱帯（矢頭）の腓骨側に裂離骨片（矢印）が観察できる。

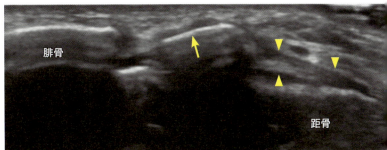

図6 Os subfibulare
os subfibulare（矢印）と距骨との間にしっかりした残存靱帯（矢頭）が確認できる。

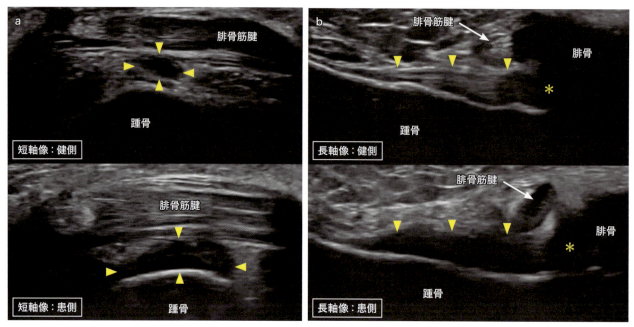

図7 踵腓靱帯損傷　▶動画8-3

健側と比べると、患側の踵腓靱帯（矢頭）は腫脹して低エコー像を呈している。踵腓靱帯の腓骨側は、異方性（＊）の影響もあり観察が困難である。

動画8-3

踵腓靱帯損傷

踵腓靱帯は、踵骨と腓骨を結合している靱帯で、前距腓靱帯と後距腓靱帯とともに足関節外側靱帯を構成している。その損傷は、内がえし捻挫の50〜75%に生じていると報告されている[1]。通常は前距腓靱帯損傷に付随して損傷されるが、まれに単独損傷をきたすことがある。

踵腓靱帯損傷の診断方法は確立されていないが、超音波検査ではその画像診断が可能である。

まず前距腓靱帯の長軸像を描出し、その腓骨付着部が画面中央にくるようにプローブをスライドさせる。その状態からプローブを外果後方へスライドさせると、プローブが外果を乗り越えたところで、腓骨筋腱と踵骨に挟まれた踵腓靱帯の短軸像が確認できる（図7a）。

損傷されると、靱帯線維は腫脹する。長軸像においても、損傷された靱帯は腫脹して低エコー像を呈する（図7b）。その際、踵腓靱帯の腓骨付着部は、外果遠位の前方であることに注意して観察する。

距骨下関節損傷

距骨下関節（距踵関節）は距骨と踵骨とで構成され、anterior facetとmiddle facet、posterior facetの3つのプレーンからなる。距骨下関節には、骨間距踵靱帯や前距踵関節包靱帯が存在する。重度の足関節捻挫では、前距腓靱帯損傷・踵腓靱帯損傷に加え、距骨下関節の靱帯損傷も合併していることが知られている[3]。

しかし、それぞれの靱帯損傷の画像診断について確立された方法はまだない。超音波検査では、距骨下関節の靱帯損傷を直接描出することはできないが、距骨下関節の血腫を観察することにより、それらの損傷の有無を間接的に評価することはできる。

外果の遠位前方で距骨下関節外側の短軸像を観察する。関節裂隙を描出した後、プローブの距骨側を前方にずらして、距骨が画面から消えたところが関節血腫を確認しやすい（図8）。

前下脛腓靱帯損傷

前下脛腓靱帯は遠位脛腓関節の前方に位置し、脛骨と腓骨を結合している。骨折や遠位脛腓間の開大を伴わない前下脛腓靱帯の単独損傷は、その診断が難しいためしばしば見逃されていた[4]。特に陳旧性の足関節不安定性を有する症例においては、従来の徒手検査に頼った診断方法では、前距腓靱帯損傷と誤診されがちである。

超音波検査では損傷部位を直接描出できるため、的確な画像診断を行うことができる。

まず距腿関節の外側で短軸像を描出する。次にプローブの腓骨側を軸に脛骨側を近位に回転し、プローブを近位へスライドして前下脛腓靱帯の長軸像を描出する。長軸像に

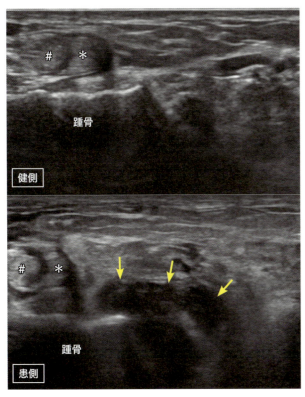

図8 距骨下関節損傷
距骨下関節裂隙を描出した後、プローブの距骨側を前方にずらして、距骨が画面から消えたところで距骨下関節血腫（矢印）が観察できる。＊短腓骨筋腱、＃長腓骨筋腱

おいて、損傷された靱帯は骨膜上の軟部組織とともに腫脹して、靱帯実質部が不整となっている（図9）。

靱帯を描出したまま荷重をかけさせたり、背屈外旋ストレスをかけたりすることにより、同部位の不安定性を評価することも可能である。

踵骨前方突起骨折（二分靱帯損傷）

二分靱帯は、踵骨と舟状骨を結合する踵舟靱帯と、踵骨と立方骨を結合する踵立方靱帯とで構成される。

内がえし捻挫後に二分靱帯周囲に圧痛があり、単純X線検査で骨折が確認できないケースは、しばしば二分靱帯損傷と診断されている。しかし、そのようなケースに対して超音波検査を行うと、多くの症例で踵骨前方突起骨折が確認できる[5]。超音波検査では、単純X線検査では診断ができない微細な裂離骨片も鮮明に描出できるため、その診断が可能である。

まず踵立方関節の関節裂隙を描出し、その状態からプローブを頭側にスライドさせていく。平坦だった踵骨の骨輪郭が角状を呈してきたところが踵骨前方突起で、多くの場合はこの部分に裂離骨片が観察できる（図10）。

靱帯線維は鮮明に描出されないことも多いが、実際のと

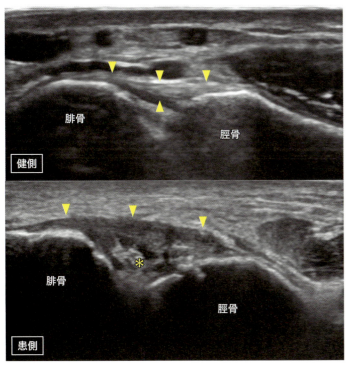

図9 前下脛腓靱帯損傷
前下脛腓靱帯（矢頭）は、骨膜上の軟部組織とともに腫脹して不整となり、血腫（＊）が観察できる。

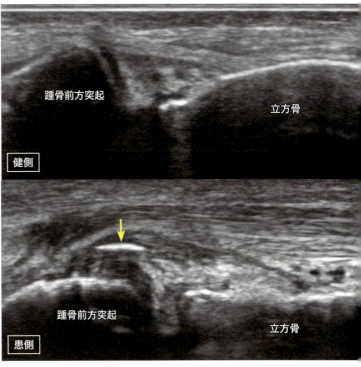

図10 踵骨前方突起骨折
踵骨前方突起の裂離骨片（矢印）が観察できる。

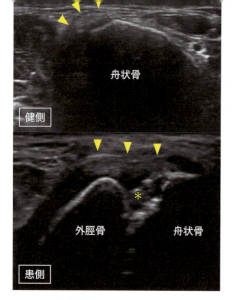

図11　有痛性外脛骨障害
後脛骨筋腱（矢頭）の舟状骨付着部短軸像。外脛骨と舟状骨との分離部（＊）が皮質骨の不連続像として観察できる。

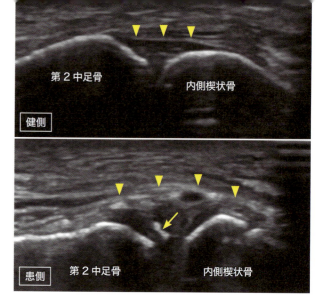

図13　リスフラン関節損傷
患側のリスフラン靱帯背側線維は、健側と比較して肥厚し、C1-M2間に裂離骨片（矢印）が観察できる。

ころ同部の損傷は靱帯実質の損傷ではなく、踵骨前方突起の裂離骨折をきたしていることが多いため、靱帯よりも踵骨前方突起の骨輪郭に注目して観察する。

有痛性外脛骨障害

外脛骨は足部過剰骨の中で最も頻度が高く、舟状骨の後脛骨筋付着部に存在する。外脛骨は正常人の約15％に存在しており、何ら症状がないことも多い。一方で、捻挫などの外傷や運動負荷によって生じる後脛骨筋腱の強い牽引力が、しばしば同部に痛みをきたす[6]。

外脛骨の有無は単純X線検査で診断できるが、超音波ガイド下に圧痛部位を詳細に確認することにより、症状が外脛骨の分離部にあるのか、後脛骨筋腱に沿ってあるのかが診断できる。

後脛骨筋腱の舟状骨付着部で、外脛骨と舟状骨との分離部が皮質骨の不連続像として観察できる（図11）。

リスフラン関節損傷

スポーツに伴うリスフラン関節損傷は、高エネルギー外傷によって生じるリスフラン関節脱臼骨折とは異なり、内側楔状骨と第2中足骨基部をつなぐリスフラン靱帯の断裂ないし靱帯付着部の裂離骨折（いわゆるsubtle injury）となることが多い[7]。

リスフラン靱帯は3層構造（図12）となっており、超音波検査ではその背側線維を観察することができる。

まず中足骨骨幹部のレベルで第1中足骨と第2中足骨（M2）の短軸像を描出し、そこからプローブを近位へスライドさせる。第1中足骨が消え、内側楔状骨（C1）が描出されたところで、C1-M2間のリスフラン靱帯背側線維が低エコー像のバンドとして描出される（図13）。

靱帯が損傷されると腫脹し、C1-M2間が開大する。リスフラン靱帯背側線維を描出したまま、前足部に内がえし・外がえしストレスをかけることにより、C1-M2間の不安定性を評価することも可能である（図14）。

アキレス腱断裂

アキレス腱は腓腹筋内側頭と外側頭、ヒラメ筋の共同腱で、踵骨に停止する。運動時には体重の約12倍もの張力が作用するため[8]、スポーツ活動においてしばしば断裂をきたす。

アキレス腱断裂の診断は、一般的には断裂部における陥

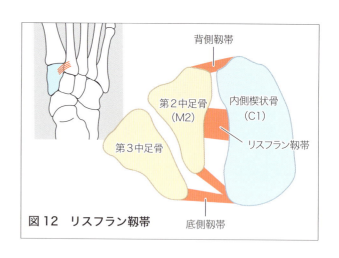

図12　リスフラン靱帯

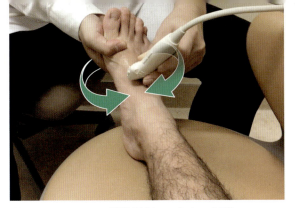

図14 リスフラン関節損傷のストレス撮像
 動画8-4

リスフラン靱帯を描出したまま前足部に内がえし・外がえしストレスをかけることにより、C1-M2間の不安定性を評価する。

凹やcalf squeeze testなど身体所見から容易に行うことが可能であるため、ガイドラインではルーチンでの画像診断は推奨されていない[9]。しかし、部分断裂や筋腱移行部断裂では身体所見が陰性を呈することもあり、超音波検査による動的評価が有用である。部分断裂や筋腱移行部断裂の症例は、基本的には保存治療の適応である[10]。

超音波検査は坐位で行う（図15）。腹臥位でも行えるが、坐位の方が簡便な上、患者に画像所見を説明しやすい。股関節外旋位で、下腿の遠位半分をベッドからはみ出すように腰掛けると、足関節を底背屈させる動的な観察も行うことができる。

長軸像では、アキレス腱は肥厚して腱の線維走行がたわみ、断裂部では腱の連続性が途絶している様子が観察できる。断裂部がヒラメ筋の合流部より近位にありそうな症例では、筋腱移行部断裂の可能性を念頭において観察する。その鑑別は、他動的に足関節をわずかに背屈させて、断裂部をはさむ近位および遠位断端の動きで評価する。

一般的なアキレス腱実質部での断裂では、背屈時に遠

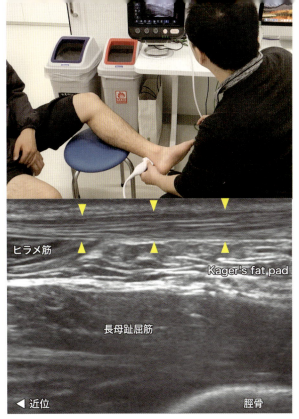

図15 アキレス腱の描出方法

股関節外旋位で、下腿の遠位半分をはみ出すようにベッドに腰掛けるか、椅子の上に下腿の近位半分をのせた状態で観察する。健常アキレス腱の実質部（矢頭）の厚みは4～7mmで、fibrillar patternを呈している。

位断端は遠位へ移動するのに対し、近位断端には動きがなく、断裂部で連続性が完全に絶たれている様子が観察できる（図16）。

それに対し、部分断裂や筋腱移行部断裂の症例では、背屈時に遠位断端だけでなく近位断端も一体となって遠位へ移動し、断裂部での連続性が残っている様子が観察できる（図17）。

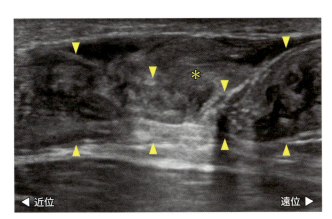

図16 アキレス腱 実質部断裂　 動画8-5

アキレス腱（矢頭）の近位断端と遠位断端の間に血腫（＊）を生じている。動画では、足関節を他動的に底背屈させた際の両断端の動きに連動性がないことがわかる。

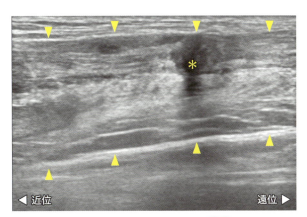

図17 アキレス腱 筋腱移行部断裂　動画8-5

アキレス腱（矢頭）の近位に断裂部（＊）が確認できる。動画では、足関節を他動的に底背屈させた際の両断端の動きに連動性があることがわかる。

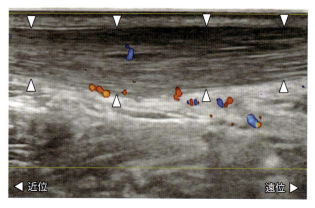

図18 アキレス腱症
アキレス腱実質部（矢頭）は肥厚して低エコー像を呈し、ドプラモードでは血流増加像が観察できる。

さらに、部分断裂や筋腱移行部断裂の症例においては、短軸像を観察することにより、損傷部位が内側ないし外側のいずれに偏在しているかが観察できる。

アキレス腱部痛

アキレス腱部痛をきたす障害は、実質部の障害（non-insertional Achilles tendinopathy；アキレス腱症）、付着部の障害（insertional Achilles tendinopathy；アキレス腱付着部症）、周囲の障害（Achilles paratendinopathy；アキレス腱周囲炎）に大別される[11]。

かつて tendinosis（腱症）や tendinitis（腱炎）という用語が混在していたが、-itis（炎症）や -osis（変性）という用語は病理学的診断なしに用いるべきではないとして、臨床的には "tendinopathy" を用いることが推奨されている[11]。しかし、"tendinopathy" に相当する日本語訳が設定されていないため、本稿では便宜上先述のとおりの日本語訳を適用する。

超音波検査は、アキレス腱断裂と同様に坐位で行う。長軸像では、正常なアキレス腱実質部の厚みは4～7mmで、fibrillar pattern（線状高エコー像の層状配列）を呈する。

アキレス腱症の症例では、アキレス腱はしばしば肥厚し、変性部は低エコー像を呈して fibrillar pattern が乱れる。腱の厚みには個人差があるため、健側と比較して評価する。また、腱の内側や外側に限局した変性所見は、長軸像のみの観察では見逃すことがあるため、必ず短軸像も観察する。ドプラモードを用いると、アキレス腱周囲の血流状況をカラーで描出することができ、脂肪体やアキレス腱実質の血流がしばしば増加している（図18）。

アキレス腱周囲炎の症例では、アキレス腱を覆っているパラテノンや下腿筋膜が浮腫をきたして肥厚している様子が観察できる。

また、アキレス腱実質部の内側に疼痛をきたしている症例では、足底筋腱が肥厚し、疼痛の原因となっている症例がある[12]（図19）。足底筋は大腿骨外側上顆の後面に起始を持ち、腓腹筋内側頭とヒラメ筋の間で腱成分のみとなって遠位へ向かい、アキレス腱のすぐ内側を走行して、そのまま踵骨に停止する。足底筋腱は、アキレス腱とは異なる運動パターンを呈するため、アキレス腱と接している部位で摩擦を生じ、疼痛をきたすのではないかと考えられている[13]。

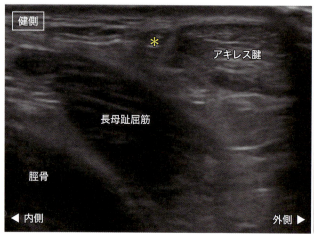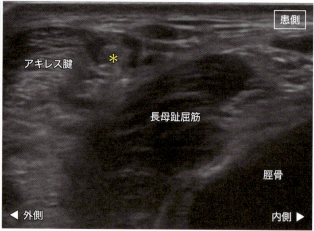

図19 足底筋腱によるアキレス腱周囲炎（短軸像）
アキレス腱に異常所見はないが、患側の足底筋腱（＊）は健側と比較して肥厚し、その周囲に低エコー領域が観察できる。

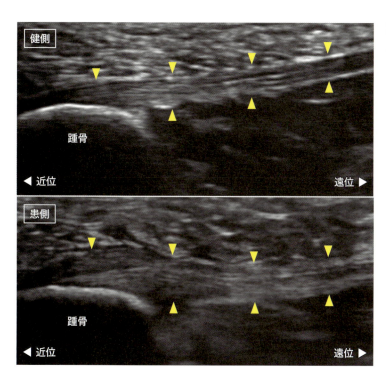

図20 足底腱膜炎（付着部）
足底腱膜（矢頭）の踵骨付着部が肥厚している。

足底腱膜炎

　足底腱膜は、踵骨隆起の内側結節から始まり第1〜5趾基節骨底面に停止する頑丈な腱組織で、足の縦アーチを支えている。足底腱膜炎は、歩行やランニングなどにより足底腱膜への微小外傷が繰り返されて同部位が変性し、踵部に痛みをもたらす疾患で、ランナーに好発する[14]。

　足底腱膜炎の診断は、一般的に身体所見（足底腱膜踵骨付着部内側の圧痛）や症状（長時間の立位や歩行開始時における疼痛）により行われるが、画像診断として超音波検査の有用性が近年多数報告されている[14,15]。

　超音波検査は、アキレス腱断裂と同様に坐位で行う。健常例では足底腱膜の踵骨付着部の厚みは2〜4mm前後であるのに対し、足底腱膜炎の患者では5〜7mmと肥厚している[14]（図20）。

　アキレス腱と同様、足底腱膜の厚みには個人差があるため、健側と比較して評価する。身体所見から足底腱膜炎を疑った患者に対して超音波検査を行ったところ、約30％の症例で足底腱膜の実質部に肥厚部位が確認できたという報告がある[15]（図21）。

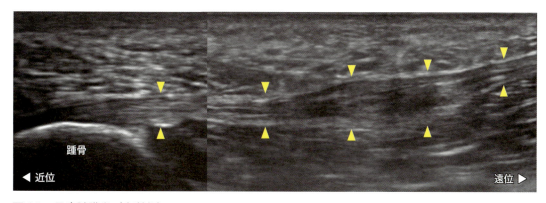

図21 足底腱膜炎（実質部）
足底腱膜（矢頭）の実質部が紡錘状に肥厚している。

文献

1. Maffulli N, *et al*. Management of acute and chronic ankle instability. *J Am Acad Orthop Surg* 16:608-615, 2008
2. Haraguchi N, *et al*. Avulsion fracture of the lateral ankle ligament complex in severe inversion injury; Incidence and clinical outcome. *Am J Sports Med* 35:1144-1152, 2007
3. Tochigi Y, *et al*. Acute inversion injury of the ankle; Magnetic resonance imaging and clinical outcomes. *Foot Ankle Int* 19:730-734, 1998
4. Gerber JP, *et al*. Persistent disability associated with ankle sprains; A prospective examination of an athletic population. *Foot Ankle Int* 19:653-660, 1998
5. Boutry N, *et al*. Ultrasonography of anterosuperior calcaneal process fracture; Report of 2 cases. *J Ultrasound Med* 25:381-385, 2006
6. Ugolini PA, *et al*. The accessory navicular. *Foot Ankle Clin* 9:165-180, 2004
7. Faciszewski T, *et al*. Subtle injuries of the Lisfranc joint. *J Bone Joint Surg Am* 72:1519-1522, 1990
8. Doral MN, *et al*. Functional anatomy of the Achilles tendon. *Knee Surg Sports Traumatol Arthrosc* 18:638-643, 2010
9. Chiodo CP, *et al*. Diagnosis and treatment of acute Achilles tendon rupture. *J Am Acad Orthop Surg* 18:503-510, 2010
10. Ahmad J, *et al*. Treatment of myotendinous Achilles ruptures. *Foot Ankle Int* 34:1074-1078, 2013
11. van Dijk CN, *et al*. Terminology for Achilles tendon related disorders. *Knee Surg Sports Traumatol Arthrosc* 19:835-841, 2011
12. Calder JD, *et al*. Plantaris excision in the treatment of non-insertional Achilles tendinopathy in elite athletes. *Br J Sports Med* 49:1532-1534, 2015
13. Smith J, *et al*. Differential plantaris-Achilles tendon motion; A sonographic and cadaveric investigation. PM R, 9:691-698, 2017
14. Buchbinder R. Clinical practice; Plantar fasciitis. *N Engl J Med* 350:2159-2166, 2004
15. 平田淳作ほか：超音波検査による足底腱膜炎の病変部位についての検討. 関東整形災害外科学会雑誌 47:173-175, 2016

スポーツ現場で役立つ！ 運動器エコー指南書

9 リハビリテーション

林 典雄●運動器機能解剖学研究所

運動器リハビリテーション分野において理学療法士に期待されている治療効果は、円滑な関節可動域と各種筋力トレーニングによる安定した関節機能の獲得である。スポーツ分野においてもその基本概念は変わらない。関節安定性の乱れが生じた時点で早期に把握・評価し、適切なコンディショニング調整により競技継続を妨げないことが理想である。

拘縮の評価においても、また関節不安定性の評価においても、エコーを用いることできわめて重要な情報を得ることができる。エコーだからこそ可能な関節の動態評価と組織弾性評価は、治療すべき対象を絞り込むための必須検査であると言ってもよい。

本稿では、スポーツリハビリテーションにおいて知っておくべきエコー評価について症例を通して解説するとともに、その評価に基づいて実施した運動療法技術について解説する。

肩関節リハビリテーションにおけるエコー評価

投球動作における肩後方部痛［症例1］

症例紹介

肩後方部痛に対してBennet骨棘切除ならびに後方関節包リリースを行うも、投球時の肩後方部痛が持続したプロ野球投手である。術後2年が経過してもlate cockingからacceleration phaseにおける後方部痛が残存し、投球レベルは50%程度で停滞していた。2nd外旋強制にて肩後方部痛を認め、可動域は全方向で左右差を認めた。

エコー評価

エコー評価は、プローブをBennet骨棘切除部に置き、外旋時の棘下筋の動態を長軸走査で観察した。肩関節外旋に伴う棘下筋の滑走動態を観察すると、関節窩と棘下筋深層との間に明らかな瘢痕を認めた（図1）。最大外旋位へと

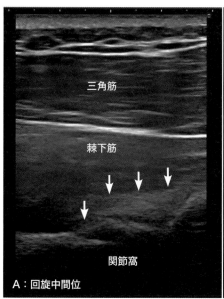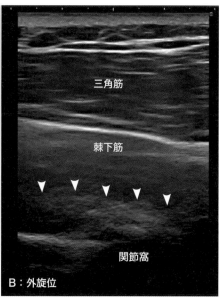

図1 Bennet骨棘切除部での棘下筋長軸走査

［A］骨棘切除部で棘下筋長軸走査を行うと、棘下筋と関節窩との間に瘢痕組織を認める（矢印）。

［B］肩関節を外旋させると、棘下筋の近位滑走を瘢痕が制限している様子が認められる（矢頭）。

向かう際に瘢痕が棘下筋の滑走を妨げると同時に、癒着部遠位の棘下筋線維が関節内に引き込まれ、これに同期して疼痛の再現が得られた（図2；▶動画9-1）。

本症例は、棘下筋と関節窩との間の癒着による棘下筋腱深部の滑走障害により生じた internal impingement 様の疼痛と解釈した。

運動療法へのワンポイントアドバイス

本症例に行うべき運動療法は、棘下筋と関節窩との間の癒着剥離、および棘下筋自体の amplitude と excursion の拡大である。癒着剥離には、棘下筋を関節窩との間で剪断すること（shearing：図3A）と引き離すこと（separation：図3B）とを適切に加えることが必要である。

加えて、肩関節伸展位における内旋・外旋の自動介助運動を、骨頭の求心性をキープした上で反復しながら棘下筋の滑走性を改善する（図3C）。

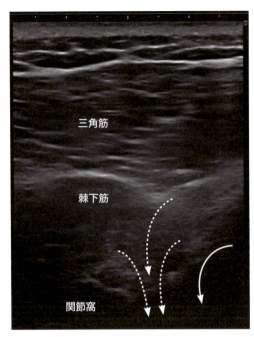

図2　外旋時に生じる棘下筋の癒着性 internal impingement　▶動画9-1

骨棘切除部で瘢痕組織を確認しつつ、外旋に伴う棘下筋の近位滑走動態を観察した。癒着より遠位の線維が外旋最終域で引き込まれ、同期して疼痛の再現性が得られた。

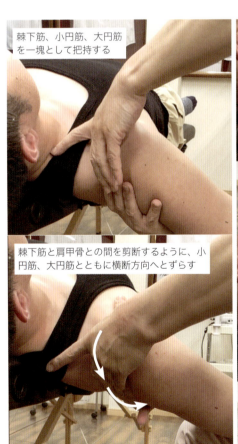

A：棘下筋への shearing 操作

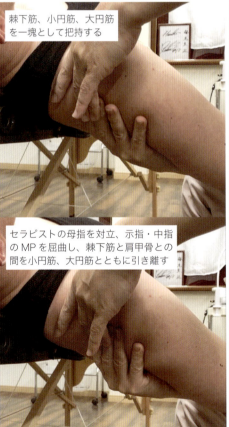

B：棘下筋への separation 操作

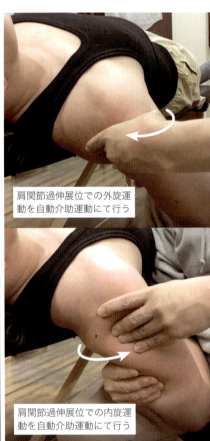

C：棘下筋の滑走機能改善

図3　症例1に対する運動療法

投球動作における肩前上方部痛 [症例2]

症例紹介
　投球に伴う肩前上方部痛を訴えた大学野球の投手である。投球に伴う違和感があったが、特に医療機関を受診することなく様子を見ていた。徐々に late cocking から acceleration phase にかけて肩前上方部の疼痛が出現し、60〜70％程度でしか腕が振れなかった。肩関節可動域は比較的保たれていたが、1st 外旋、伸展・内旋可動域は若干制限を認めた。2nd 外旋を強制すると肩前上方部痛を認めた。Hawkins test、Neer test とも陰性であった。

エコー評価
　患者の肘を手台に置いた状態とし、プローブは烏口肩峰靱帯に合わせて回旋時の動態を観察した。この観察法は、回旋時の骨頭不安定性を確認する上で非常に有効で、内旋に伴う骨頭の変位方向を容易に判断できる（図4）。
　本症例のエコー画像では、烏口肩峰靱帯周囲が全体にわたり高エコーであり、組織間の境界が不明瞭であった。内旋運動時の求心性は維持されていたが、最終外旋域では腱板の後方移動とともに烏口肩峰靱帯も一緒に牽引される動態が観察され、この動態に一致して疼痛の再現を得た（図5；▶動画9-2）。本症例の疼痛は烏口肩峰靱帯と腱板と

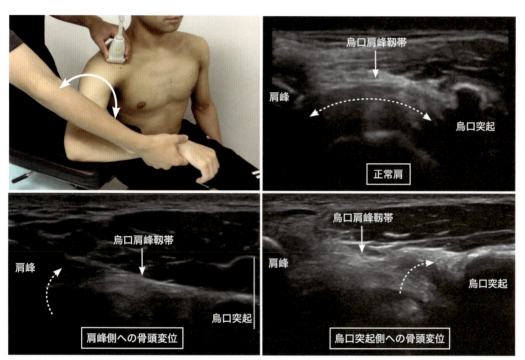

図4　烏口肩峰靱帯を介した回旋動態の観察
烏口肩峰靱帯に一致してプローブをあて、プローブの観察面に沿って上肢を回旋させる。
回旋に伴う骨頭の変位方向を把握する。

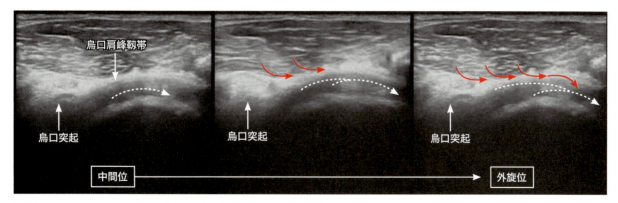

図5　肩峰下滑動機構の癒着を超音波で観る　▶動画9-2
肩峰下滑動機構の癒着症例では、烏口肩峰靱帯周囲の境界が不明瞭となる。また、回旋に伴う腱板の移動とともに烏口肩峰靱帯が引っ張られる現象が観察できる。

動画9-2

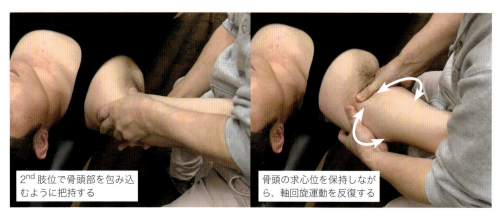

図6 症例2に対する運動療法

の間に生じた癒着に起因したものと解釈した。

運動療法へのワンポイントアドバイス

本症例に行うべき運動療法は、烏口肩峰靱帯に対する棘上筋腱、棘下筋腱の遠位方向への引き出しとともに、疼痛が生じる 2nd 肢位での軸回旋運動を反復し、烏口肩峰靱帯と腱板との間の癒着を改善することである（図6）。ここで行う癒着剥離操作は剪断すること（shearing）が主体であり、軸回旋における腱板の回転移動を繰り返す運動療法技術が大切である。

肘関節リハビリテーションにおけるエコー評価

肘関節伸展時に生じる後方部痛 ［症例3］

症例紹介

肘関節内遊離体を切除後も肘後方部痛が持続したプロ野球の投手である。術後3ヵ月が経過しても肘関節伸展時の後方部痛が残存し、競技復帰は遷延していた。疼痛のために伸展は-15°に制限されていた。

エコー評価

プローブを肘頭窩に置き、伸展時の動態を長軸走査で観察した。正常例では、上腕三頭筋の深部の関節包内に脂肪組織が観察でき、このまま肘関節を伸展すると、脂肪組織は肘頭に押し出されるように背側近位へと移動する（図7；▶動画9-3）。

本症例は、肘関節の伸展とともに脂肪組織が明らかに挟み込まれ、同期して疼痛の再現が得られた（図8A；▶

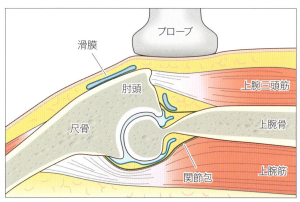

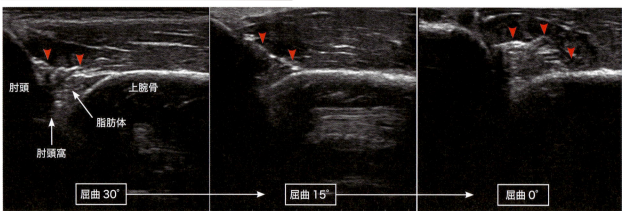

図7 正常肘における終末伸展時の脂肪体の移動 ▶動画9-3

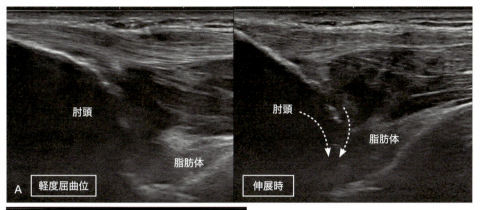

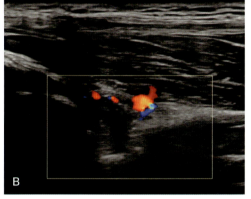

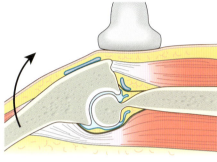

図8 遊離体切除後に認めた肘後方脂肪体のインピンジメント

動画 9-4

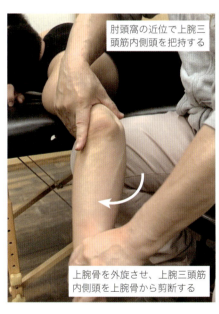

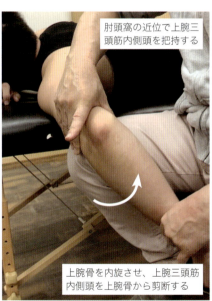

図9A 症例3に対する運動療法（後方脂肪体の移動スペースの確保）

動画9-4）。関節包周辺から脂肪組織にかけて豊富な血流を認め（図8B）、繰り返すインピンジメントにより滑膜炎が治癒しきれない状況にあると考えられた。

運動療法へのワンポイントアドバイス

運動療法は、後方脂肪体が移動すべきスペースを再獲得するために、上腕骨遠位背側部と上腕三頭筋内側頭との間を十分にリリースする（図9A）。その後、関節筋機能を有効に作用させるために、内側頭持ち上げ操作に同期した自動運動を反復し、後方脂肪体を関節包ごと動的に牽引し近位へと引き込ませる（図9B）。

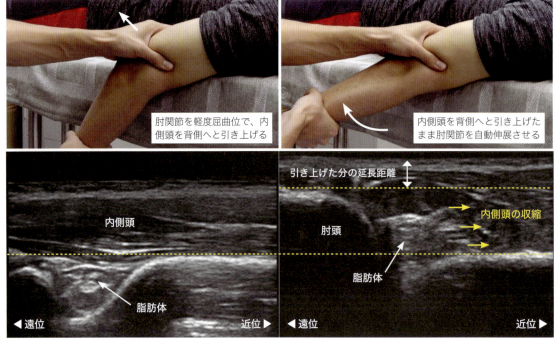

図9B 症例3に対する運動療法（関節筋機能を利用した関節包の引き込み）

投球に伴う前腕近位部痛［症例4］

症例紹介

投球障害肘と診断された中学1年生の男子である。約3ヵ月前に投球に伴う肘関節周辺部痛を自覚し受診、内側型の投球障害肘との診断にて投球禁止を指示された。疼痛はいったん消失したが、投球開始とともに違和感が再発し、疼痛部位が内側上顆付近から前腕近位に変化してきたことから再度受診した。肘関節可動域は伸展、屈曲ともに最終域で制限されていた。圧痛は円回内筋の筋腹に認め、内側上顆周囲組織には認めなかった。

エコー評価

本症例では、圧痛を認める円回内筋に対してエコー評価を行った。円回内筋の上腕頭は、筋腹中央に筋内腱を有する典型的な羽状筋であり（図10）、羽状構造部を中心に丁寧に観察した。

圧痛部を短軸走査で観察すると筋内腱の腹側に低エコー領域を認め（図11左）、同部の probe comression にて疼痛の再現を得た。長軸観察では約2cmにわたり筋内腱からの剥離を認めた（図11右）。長軸観察したままプローブを圧迫すると筋線維は筋内腱と接触し、圧迫を緩めると筋内腱から離開した（図12）。

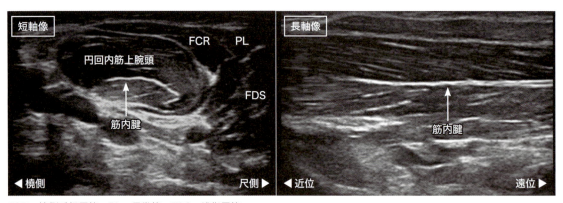

FCR：橈側手根屈筋　PL：長掌筋　FDS：浅指屈筋

図10 円回内筋上腕頭に認められる羽状構造

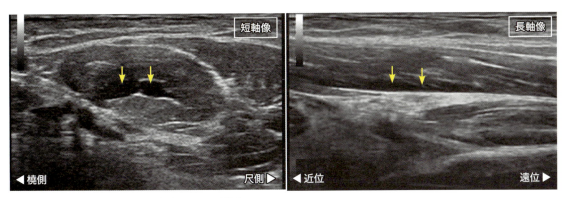

図11　円回内筋に認めた筋内腱からの剥離像

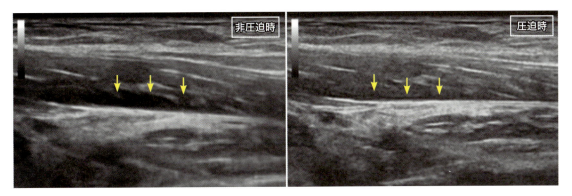

図12　剥離部の圧迫動態

運動療法へのワンポイントアドバイス

　筋内腱から剥離した部分を避けて、その近位ならびに遠位の筋線維に対して徒手的にストレッチを加え筋緊張の緩和を図り、その後は弾力包帯を用いた圧迫固定処置を行った。圧迫方法については両親、本人を含めて十分に指導することが早期の改善に重要である。

股関節リハビリテーションにおけるエコー評価

走行時に生じる大腿前面痛　[症例5]

症例紹介

　ダッシュ動作の際に股関節前方に疼痛が生じ、大腿直筋起始部での肉離れと診断された中学野球部の男子である。

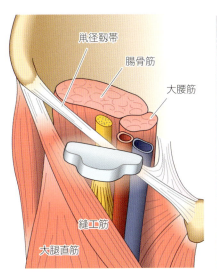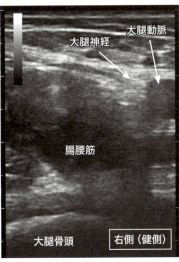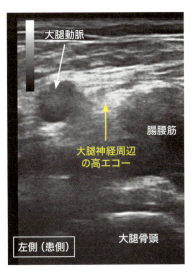

図13　大腿骨頭レベルで観察した大腿神経周辺の高エコー像

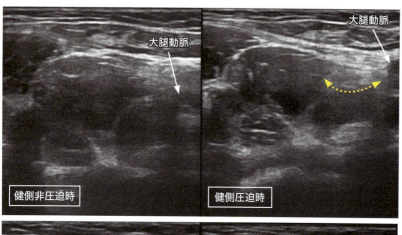
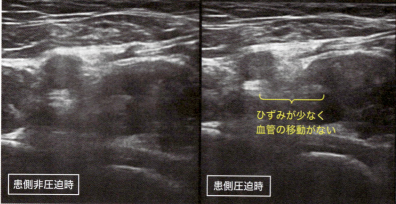

図14　圧迫による大腿神経周辺組織の動態　▶動画9-5

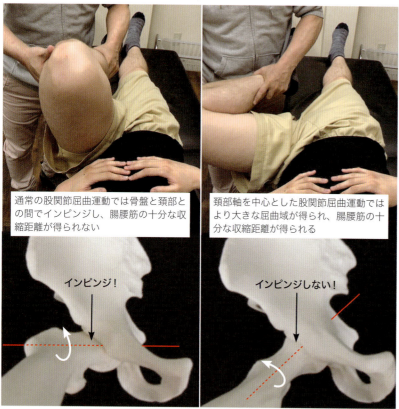

A：腸腰筋に対する頚部軸屈曲運動

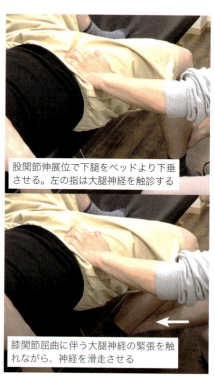

B：大腿神経の滑走操作

図15　症例5に対する運動療法

練習中止が指示され、鼠径部痛は徐々に軽減した。受傷後1ヵ月半にて徐々に練習に参加したが、走行に伴い鼠径部から大腿に広がる疼痛が遺残し、3ヵ月経過しても症状の寛解を認めなかった。スカルパ三角で大腿神経の圧痛を強く認め、同時に大腿への放散痛を確認した。股関節を伸展位で保持すると疼痛が出現し、屈曲にて軽減した。

エコー評価

大腿骨頭のレベルで腸腰筋、大腿神経、大腿動脈・静脈を短軸走査で観察した。腸腰筋の腫れは認めなかったが、大腿神経、大腿動脈・静脈周囲の脂肪性結合組織が健側に比べて明らかに高エコーであった（図13）。

そのまま反復圧迫を加えて動態を観察すると、大腿神経、大腿動脈・静脈周囲のひずみは健側に比べ明らかに低下しており、癒着を主体とした組織の硬化が神経症状の発現に関与していると考えられた（図14；▶動画9-5）。

運動療法へのワンポイントアドバイス

運動療法は、大腿神経に隣接する腸腰筋の収縮ならびに伸張を反復しながら神経周辺組織との間を剪断することを優先する（図15A）。その後は大腿神経を触診しながら股関節伸展位で膝関節の屈曲を反復し、大腿神経の滑走性を改善する（図15B）。

運動療法後トレッドミルで走らせたところ、鼠径部から大腿に広がる疼痛は即時的に改善した。セルフケアとしては大腿神経の滑走訓練を指導し、競技復帰した。

股関節屈曲時に生じる鼠径部痛　［症例6］

症例紹介

股関節屈曲時に生じる鼠径部痛を主訴に来院した高校女子バスケットボール選手である。バスケットボール動作の中でも、カッティングやジャンプ着地時の股関節屈曲に伴い鼠径部痛が生じ、その疼痛は約1ヵ月継続していた。股関節可動域は100°、骨盤固定下の可動域は75°であった。可動域は疼痛による制限であり、骨盤固定の有無による疼痛の差はなかった。著明な圧痛を大腿直筋の起始部ならびにiliocapsularis（大腿直筋起始部内側から深部を圧迫）に認めた。大腿神経、大腿外側皮神経には圧痛はなく、筋力、感覚とも問題なかった。

エコー評価

我々が考案した股関節深屈曲時の動態観察法を用いて、大腿直筋起始部ならびにiliocapsularisの他動屈曲動態を観察した。観察にはマイクロコンベックスプローブを用いた。患者を背臥位とし、患者の手のひらを腸骨稜部に挿入し、股関節他動屈曲に伴う骨盤後傾を抑制した。

大腿直筋腱起始部を長軸に描出すると、下前腸骨棘、大腿直筋腱、iliocapsularis、骨頭、頚部を確認できる（図16）。プローブを固定したまま股関節を他動屈曲すると、正常股関節では、iliocapsularisを含めた股関節前方組織の移動スペースを確保するがごとく、大腿直筋腱が腹側方向へと移動する様子が観察される（図17；▶動画9-6）。

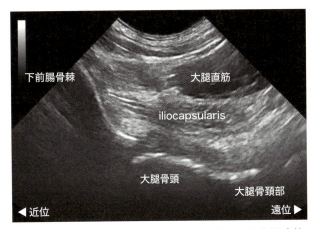

図16　マイクロコンベックスプローブを用いた大腿直筋起始部の長軸像

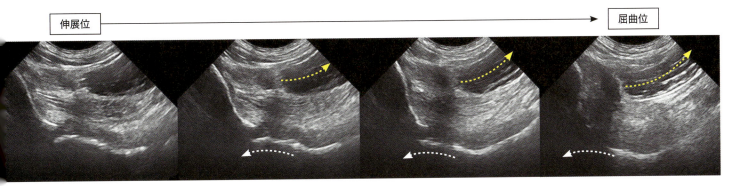

図17　股関節他動屈曲時の大腿直筋起始部の動態（正常）　▶動画9-6

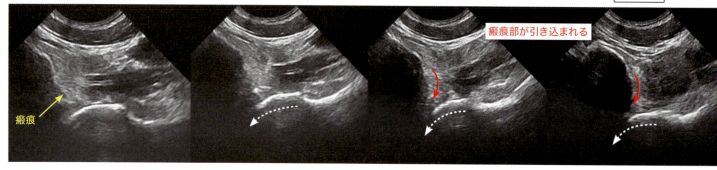

図18 股関節他動屈曲時の大腿直筋起始部の動態（症例6） 動画9-7

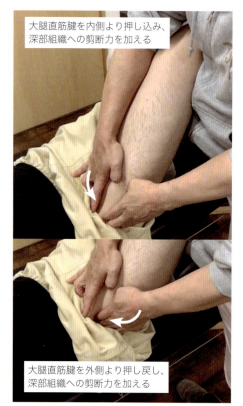

A：大腿直筋腱への徒手的剥離操作

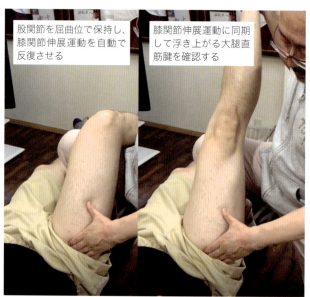

B：自動伸展運動を利用した動的剥離操作

図19 症例6に対する運動療法

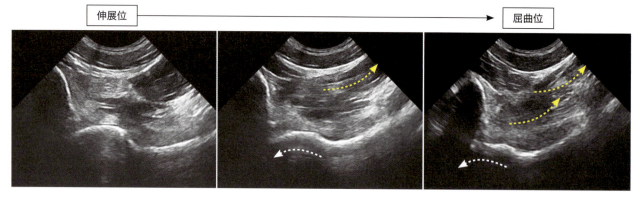

図20 股関節他動屈曲時の大腿直筋起始部の動態（運動療法後） 動画9-8

一方、症例の超音波画像では、大腿直筋腱深部からilio-capsularisの起始部にかけて瘢痕を思わせる高エコー域を認める。また、正常股関節で観察される大腿直筋腱の腹側移動が明らかに低下しており、屈曲とともに瘢痕部が深部へと引き込まれる様子が観察された（図18；▶動画9-7）。同期して鼠径部痛を訴えたことより、大腿直筋腱の深部に存在する癒着性病態が疼痛の原因と考えられた。

運動療法へのワンポイントアドバイス

大腿直筋腱ならびにiliocapsularisの起始部を剪断するように徒手的にリリースする（図19A）。さらに、股関節屈曲位で大腿直筋を収縮させることで起始部を動的に剥離する（図19B）。その後は頚部軸での屈曲運動を自動介助運動で反復し、iliocapsularisと腸腰筋の滑走性を改善する。

運動療法後の超音波観察では、大腿直筋腱の腹側移動の改善と瘢痕部の引き込みは明らかに改善していた（図20；▶動画9-8）。練習を続けながら運動療法を継続し、約2ヵ月で疼痛は完全に消失した。

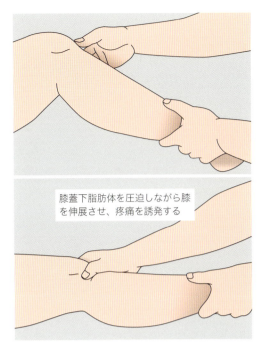

図21　Jasonによる膝蓋下脂肪体の疼痛誘発テスト

膝関節リハビリテーションにおけるエコー評価

ACL再建術後遺残した膝前面痛　[症例7]

症例紹介

ACL再建術を約1年半前に施行後、走行時や階段降段時に膝前面痛が遺残していた大学サッカー部の男子である。再建靱帯自体の経過は良好で、前方ならびに回旋不安定性は全くなかった。可動域は最終屈曲域で若干制限を認めており、正座位で膝前面から深部の疼痛を自覚していた。10分ほど走行すると膝前面痛を自覚し、その疼痛は徐々に増強した。階段降段時にも同様な疼痛を自覚しており、競技復帰が遅れていた。

膝蓋骨低位を認め、Jason test（膝蓋下脂肪体由来の疼痛を反映する徒手検査：図21）で疼痛が誘発された。鵞足、内側膝蓋大腿靱帯、膝蓋靱帯などには圧痛はなかった。

エコー評価

プローブを膝蓋靱帯上で長軸方向に置き、膝関節屈伸運動における膝蓋下脂肪体の動態を観察した。正常膝では、膝関節伸展に伴い膝蓋下脂肪体は脛骨と膝蓋靱帯との間にウェッジ状に進入し、屈曲に伴い関節内へと押し出される（図22）。この動態は、膝蓋靱帯と脛骨との間に存在する深膝蓋下滑液包により円滑化されている。

膝関節伸展に伴う膝蓋下脂肪体の進入が確認できない場合には、滑液包周辺組織の癒着が疑われるとともに、膝蓋

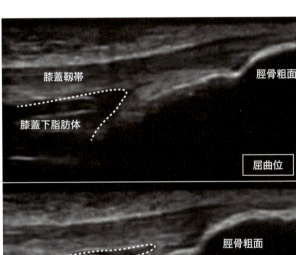
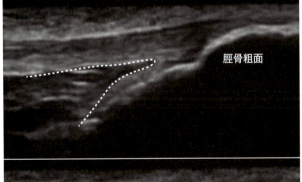
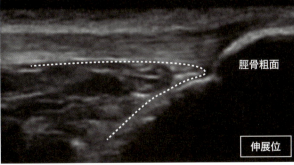

図22　正常膝における膝蓋下脂肪体の屈伸動態（膝蓋靱帯下長軸像）

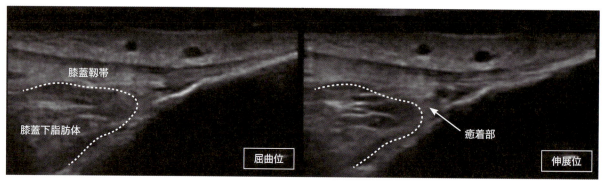

A：膝蓋靱帯下の膝蓋下脂肪体の動態

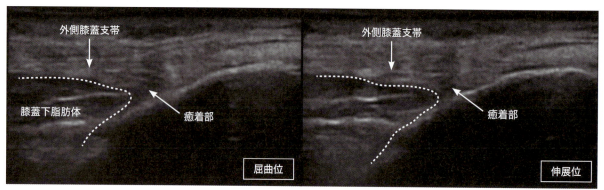

B：外側膝蓋支帯下の膝蓋下脂肪体の動態

図23　膝関節動屈伸時の膝蓋下脂肪体の動態（症例7）

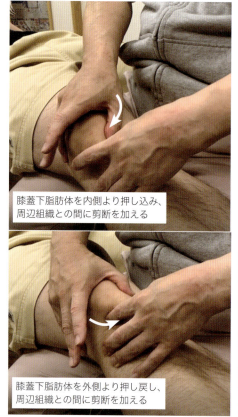

A：徒手による膝蓋下脂肪体の剥離操作

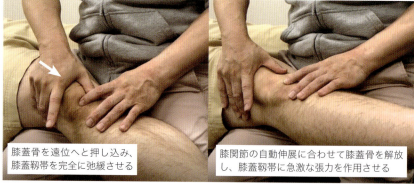

B：自動伸展運動を利用した動的剥離操作

図24　症例7に対する運動療法

下脂肪体由来の疼痛が示唆される。

本症例の動態を確認すると、膝関節伸展に伴い膝蓋下脂肪体は膝蓋靱帯を深部から押し上げるものの、ウエッジ状の脂肪進入は癒着により制限されている（図23A）。プローブを外側へと平行移動し外側膝蓋支帯下の動態を観察すると、膝蓋靱帯下より幅広い瘢痕を認め、やはりウエッジ状の脂肪進入は認めなかった（図23B）。

運動療法へのワンポイントアドバイス

運動療法は、膝蓋下脂肪体を内外側からずらすように徒手的に圧迫し、膝蓋靱帯との間で横方向への剪断力を加える（図24A）。加えて、膝関節軽度屈曲位の状態で徒手的に膝蓋骨を下制し、膝関節の自動伸展に合わせて膝蓋骨を解放する（図24B）。下制されたことで緩んだ膝蓋靱帯が収縮と同時に解放されることで、膝蓋靱帯は急激な伸張とともに脛骨から剥離する力を作用させることができる。

膝後面に広範な疼痛を訴えた症例 [症例8]

症例紹介

県内トップクラスの高校バスケットボール部に所属する女子高校生である。強豪校ゆえ練習は厳しく、休養日は月に1～2回程度しかない練習環境であった。ランニングならびにバスケットプレー中に膝関節後内側、後外側、膝窩と広範に疼痛を自覚していた。

膝関節可動域は、伸展、屈曲ともに最終域において疼痛による制限を認めた。圧痛は半膜様筋腱、膝窩筋腱、膝窩筋の筋腹に強く認め、鵞足の圧痛は比較的軽度であった。後内側ならびに後外側の疼痛はカットイン動作などの膝を内側に入れた際に比較的鋭い疼痛を認め、膝窩部の疼痛はプレー中徐々に強くなる特徴を持っていた。

歩行動作を観察すると、足部はハイアーチで踵接地と同時に後足部は回外動揺し、その後knee-inとともに大腿の過内旋が確認できた。所見を総合すると、下腿の外旋不安定性を制動する半膜様筋腱、膝窩筋・腱のオーバーユースに起因する疼痛を疑わせた。

エコー評価

圧痛を認めた組織を中心にエコー評価を実施した。

膝窩筋腱はLCLに沿ってプローブをあて膝窩筋腱溝を確認後、膝窩筋腱の長軸像を観察した。膝窩筋腱の腫脹とともに付着部に広範な低エコー域を認めた（図25）。

半膜様筋腱はdirect arm（脛骨に付着する停止腱）の長軸像を観察すると、腱の腫脹とともに停止部で低エコー域が確認できた（図26）。

その後プローブを若干外側に平行移動すると、半膜様筋のinferior arm（膝窩筋膜へ移行する半膜様筋腱）を描出できる。inferior armに沿って膝窩筋の筋内腱を確認し、筋内腱に沿って長軸像を観察した。画像からは筋内腱周囲に限局的な低エコーが確認でき（図27）、同部をプローブで圧迫することで疼痛を確認した。

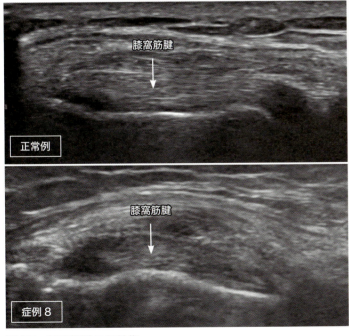

図25　膝窩筋腱の長軸像

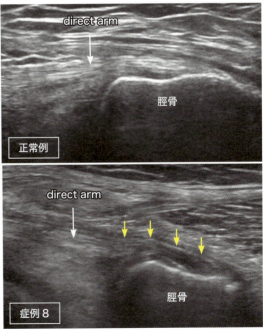

図26　半膜様筋腱（direct arm）の長軸像

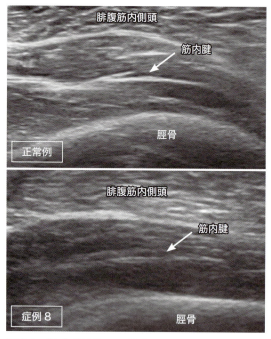

図27　膝窩筋筋腹の長軸像

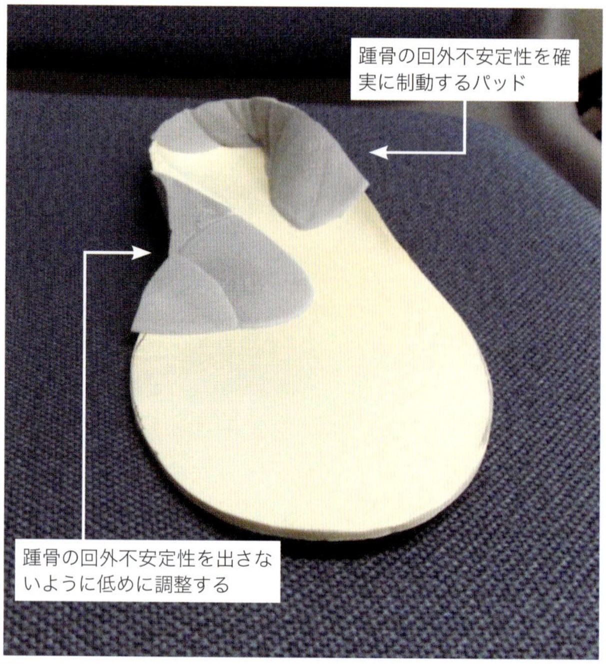

図28　症例8に対して作成したインソール

運動療法へのワンポイントアドバイス

　後足部の回外動揺を止める目的でインソールを製作した。後足部の回外動揺は下腿を外傾、外旋させるため、大腿は過内旋して重心を基底面に落とす必要がある。この過内旋がknee-inの正体であり、本症例の筋腱に生じたオーバーユースの原因である。インソールは、症例の足に合わせてベース板に専用パッドを貼付して後足部の回外動揺を確実に制動する（図28）。

　このタイプの足に内側縦アーチのみを挙上するインソールを装着すると、後足部の回外動揺が助長され、症状は全く改善しないので注意が必要である。インソールの装着により疼痛は著明に低下し、パフォーマンス、スキルともに向上した。

足関節リハビリテーションにおけるエコー評価

荷重負荷時に生じる足底部痛　[症例9]

症例紹介

　高校選抜の合宿後、足底部痛が継続した全国レベルの女子走り幅跳びの選手である。練習量を落として様子を見たものの、足底部痛は3週間経過しても改善しなかった。

　朝起床時ならびに練習終了後の疼痛が強く、歩行障害を認めた。スプリント時の疼痛はむしろ軽度で、ジョギングなどの足底全体に荷重する動作の方が疼痛は強かった。足底腱膜実質部に疼痛を認めたが、母趾伸展に伴う足底腱膜緊張時の疼痛はなかった。

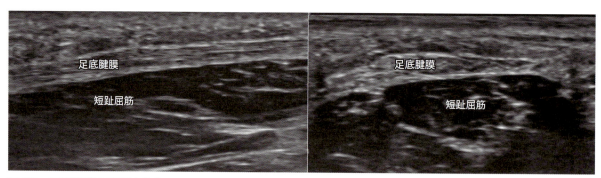

図29　足底腱膜の超音波検査
疼痛を訴える周辺の足底腱膜を観察した。長軸走査（左）、短軸走査（右）ともに腱膜の腫れなどの特異的な所見は認めず、足底腱膜由来の疼痛とは考え難い。

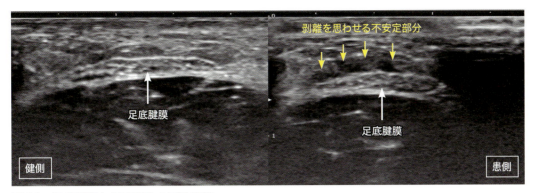

図30　足底腱膜と足底脂肪の圧迫動態
健側の足底腱膜と足底脂肪は安定した結合構造を維持していたが、患側では両者の間が開大し剥離を思わせる不安定性を認めた。

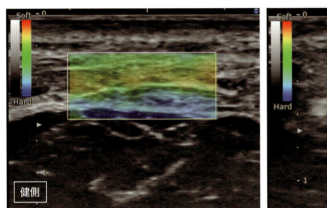
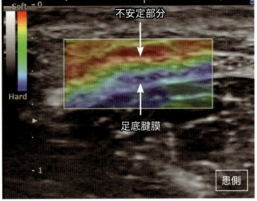

図31　足底腱膜と足底脂肪のエラストグラフィー
エラストグラフィーで観察すると、健側に比べ患側では、剥離を思わせる不安定部分で明らかなひずみの増加を認めた。

エコー評価

足底腱膜を中心に長軸ならびに疼痛部の短軸走査を行ったが、腱膜の腫れ等、特異的な所見はなかった（図29）。疼痛部に対しプローブを足底腱膜に対して短軸に置き、足底脂肪と足底腱膜との間の圧迫動態を観察すると、足底腱膜から脂肪組織が剥がれるように低エコー域が拡大する様子が観察された（図30）。

エラストグラフィーを用いて再度観察すると、患側の足底腱膜と脂肪との間に明らかなひずみの増加を認め、同部の不安定性が示唆された（図31）。同部の脂肪の広がりを抑制してプローブの角で圧迫すると疼痛は消失し、解放すると不安定部で疼痛が再現された。

運動療法へのワンポイントアドバイス

足底腱膜と足底脂肪との間の剪断を抑制するためのテーピングを行った。伸縮性の無いホワイトテープを用いて足底脂肪外周にシェルターを作り、荷重に伴う足底脂肪の側方への広がりを抑制した（図32）。テーピング直後より疼痛は著明に軽減し、2週間後に症状は完全に消失した。

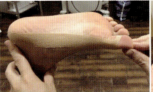
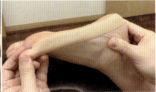
①母趾側にアンカーテープを貼る　②小趾側にアンカーテープを貼る

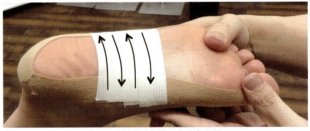
③ホワイトテープを交互に貼り脂肪組織の安定化を図る

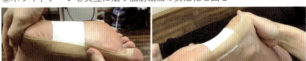
④母趾側にアンカーテープを貼る　⑤小趾側にアンカーテープを貼る

図32　症例9に対して施行したテーピング

底屈運動時に生じる足関節後方部痛 [症例10]

症例紹介

足関節前方インピンジメントに対して前方の骨棘切除を行ったプロ野球選手である。手術により前方部痛は消失したが、練習復帰後に徐々に足関節後方部痛を自覚していた。

疼痛は、つま先立ち動作、底屈最終域で生じており、底屈時の疼痛は自動運動、他動運動のいずれの場合でも認めた。背屈運動時には疼痛はなく、アキレス腱、側副靱帯等の圧痛はなかった。足関節背屈位での母趾伸展域は健側に比べて低下しており、底屈位では左右差を認めなかった。また、母趾IP関節の自動屈曲は最終域で明らかに出力不全の状態にあり、いわゆるflexion lagを認めた。所見を総合すると、長母趾屈筋に関連した疼痛の存在が示唆された。

エコー評価

足関節後方で長母趾屈筋の長軸走査を行った。この走査で描出される画像では、脛骨後果、距骨、後方関節包の後方を長母趾屈筋が走行する様子を確認することができる。ここで母趾の自動屈曲を行わせると、正常例では長母趾屈筋の近位滑走とともに、後方関節包の距骨側を近位へ牽引する様子を観察することができる（図33）。

本症例では、長母趾屈筋の深部と脛骨後果ならびに後方関節包との間に明瞭な高エコー域を認め、母趾屈曲運動に伴う動態観察からは長母趾屈筋と後方関節包との間の癒着を認めた（図34）。短軸画像からも長母趾屈筋と脛骨後果との間に肥厚した瘢痕を確認できた（図35）。

本症例の疼痛は、何らかの原因で生じた長母趾屈筋の深部癒着の存在が長母趾屈筋の近位滑走を妨げ、後方関節包ならびに周辺組織のインピンジメントを反復した結果と考えられた。

運動療法へのワンポイントアドバイス

運動療法は、長母趾屈筋を内外側から徒手的に圧迫し、

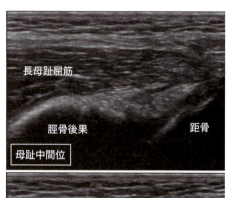

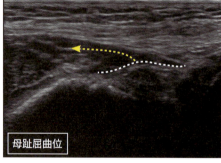

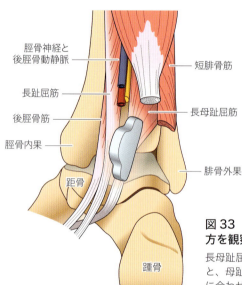

図33 長母趾屈筋に沿って足関節後方を観察（正常例）

長母趾屈筋に沿って足関節後方を観察すると、母趾の自動屈曲に伴い筋腹の近位滑走に合わせて、後方関節包を引き上げる様子が観察できる。

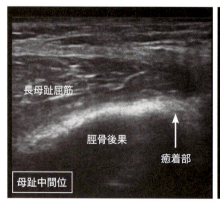

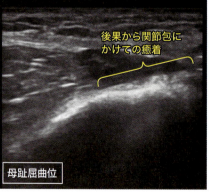

図34 長母趾屈筋の長軸像（症例10）

長母趾屈筋の深部が脛骨と後方関節包との間で癒着を思わせる高エコー域を認める。自動屈曲に伴う動態観察では、長母趾屈筋との癒着が確認できる。

脛骨との間で横方向への剪断力を加える（図36A）。加えて母趾の他動伸展に伴うexcursionと自動屈曲に伴うamplitudeを改善し、長母趾屈筋の総滑走距離を拡大する。特に母趾伸展の際には、windlass機構に伴うアーチ挙上を徒手的に抑制し、足長の短縮が生じないように確実に伸張する（図36B）。

文献

1. 林典雄：運動療法のための運動器超音波機能解剖－拘縮治療との接点，文光堂，2015
2. 林典雄：上肢；スポーツ障害におけるエコー画像の評価と運動療法．運動器に対する超音波の臨床応用，臨床スポーツ医学 31: 340-347, 2014
3. 林典雄：理学療法における超音波画像評価の臨床応用；体幹・下肢．臨床スポーツ医学 27: 181-188, 2010
4. 林典雄：超音波リハビリテーションの実際；体幹・下肢．臨床スポーツ医学 28: 1009-1016, 2011
5. 福吉正樹ほか：肩甲上腕関節の拘縮からみた肩関節インピンジメント症候群に対する運動療法－その評価と治療のコツ．臨床スポーツ医学 31: 464-472, 2013
6. 林典雄：運動器超音波解剖の関節拘縮治療への展開．理学療法学 37: 645-649, 2010
7. 中宿伸哉：足関節における可動域改善の考え方とその方法．Sports medicine 133: 32-39, 2011
8. Jason LD, Christina J, et al. Evaluation and treatment of disorders of the infrapatellar fat pad. Sports Med 2012; 42: 51-67
9. 林典雄：運動器理学療法における超音波検査の有用性．MB Med Reha 216: 1-7, 2017

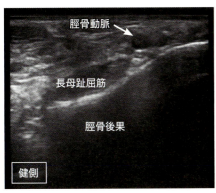
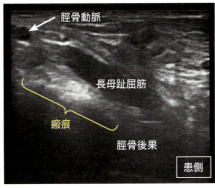

図35 長母趾屈筋の短軸像（症例10）
長母趾屈筋の深部と脛骨との間に、脂肪組織を含めた幅広い癒着が確認できる。脛骨動脈寄りの癒着が強い様子がわかる。

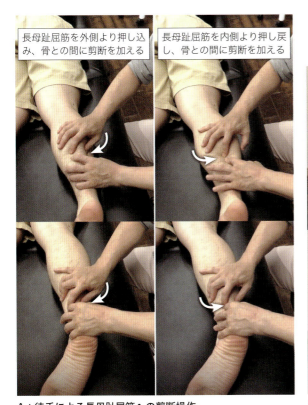

A：徒手による長母趾屈筋への剪断操作

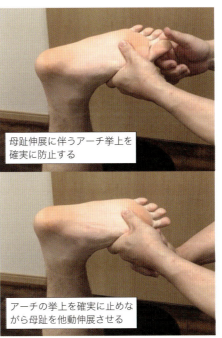

B：長母趾屈筋への伸張操作

図36 症例10に対する運動療法

スポーツ現場で役立つ！ 運動器エコー指南書

10 メディカルチェック

山口睦弘●株式会社ソノジー

　従来、運動器のメディカルチェックは視診、触診などの身体所見のみで行われていたため、早期の障害は見落とされることが多かった。運動器の障害を早期に発見するためには画像診断が必要であるが、レントゲンやCT、MRIをフィールドで行うのは、コスト面やX線被曝、稼働能力などを考慮すると現実的ではない。

　超音波診断装置は高画質・高分解能を追求する一方で、小型化・携帯化へと進歩している（図1）。運動器の画像診断の1つとしてエコーが認知されるようになり、装置の携帯化が相まって、フィールドで行うメディカルチェックに取り入れられるようになってきた[1]。ただし、超音波診断装置は室内で使用する目的で設計されているため、野球など屋外のスポーツ現場でのメディカルチェックには課題が残る。

　本章では筆者が実際に行っている、野球、バスケットボール、卓球のメディカルチェックにおいて、エコーが果たしている役割と、他の測定項目やメディカルチェックの流れを紹介する。また、これからメディカルチェックを始める人の参考になるように、超音波診断装置に必要な条件や会場の設営についても紹介する。

メディカルチェックに必要な超音波診断装置および会場の条件

屋外で使用する場合

・電源が一般的な商用電源なのか、発電機なのかで大きく変わる。商用電源なら電圧の変動が少ないため問題ないが、発電機では電圧の変動が大きいため、装置の稼働に

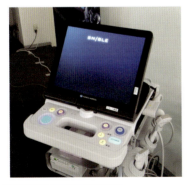
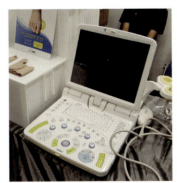
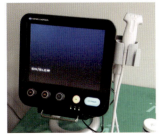
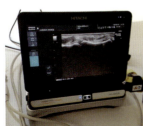
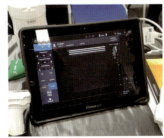

図1　最新の携帯型エコー装置

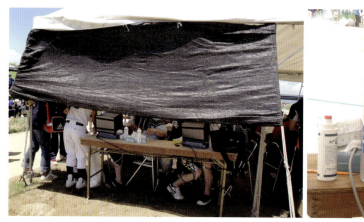
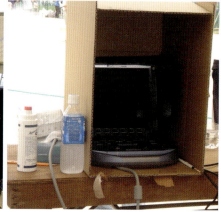

図2　屋外ではモニターへの映り込みを軽減するための工夫が必要

支障をきたす恐れがある。使用する装置のメーカーに確認することが望ましい。
・太陽光の下で行うため、モニターの反射や映り込みが少ないこと（図2）。
・砂塵などの塵埃に影響されずにキーボードやスイッチ類が機能すること（図3）。
・突然の降雨にも大丈夫なように防水が望ましい。
・真夏の炎天下や真冬の屋外など、高温多湿や超低温などの気候に影響されないこと。
・電源供給に左右されないバッテリー駆動が望ましい。
　上記のすべてに合致する装置は現在のところない。そのため、使用方法に工夫が必要となる。

屋内で使用する場合
・明るい部屋で行うため、照明のモニターへの映り込みが軽減できる装置を選択するか、設置場所を工夫する。
・体育館などで大きな窓がある場合は、陽ざしの入射方向が刻々と変わるため設置場所を考慮する。
・数台の装置を使用する場合は、使用するコンセントの電源系統と使用可能な電力の上限を確認し、装置の消費電力が上限を超えないように装置の配置を検討する。
・バッテリーの場合、連続で7〜8時間稼働すること。
・電源の問題やモニターへの映り込みを解消するためには、必ずしもコンセント近くに設置できるとは限らないため、ドラム型の延長コードなどの準備が望ましい。

メディカルチェックに必要な備品
　超音波診断装置、電源延長コード、エコーゼリー、ゼリーを拭き取るティシュペーパーやペーパータオル、ゴミ袋、机、椅子、筆記用具など。

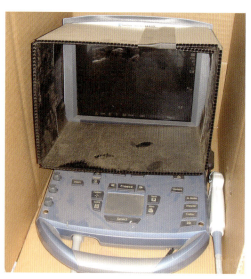

図3　砂塵でこのような状況になることもある

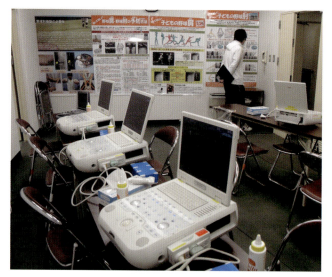

図4　野球肘検診の会場

肘検診の場合は腕を置くための枕（採血枕など）が必要である（図4）。検査部位・検査方法によってはベッドを用いることもある。

野球肘のメディカルチェック

一口に野球肘と言っても、成長期の子供と成人では損傷部位が異なる。成長期では軟部組織の損傷より骨軟骨障害が多いが、成人になると逆に軟部組織の損傷が多くなる。

また、成長期では暦年齢ではなく骨年齢で考える必要がある。骨年齢とは骨の成長過程を意味し、大きく分けると骨化未熟期と骨化完了期に分かれる。骨化未熟期はさらに軟骨期、骨端骨化進展期、骨端線開存期に分かれる。それぞれの時期によって損傷を受ける部位が異なってくるため、障害を見る上では、骨年齢を考慮してメディカルチェックを行う必要がある[2]。

この項では、学童の野球肘メディカルチェックについて述べていく。

従来、野球肘メディカルチェックは、肘の可動域や触診による圧痛の有無といった身体所見のみで行われてきたが、見落としも多かったようである。エコーを導入することによって、肘の可動域制限がなく圧痛もない早期の離断性骨軟骨炎を発見することができる。

徳島県では、全国に先駆けて1981年から野球肘メディカルチェックが行われてきたが、エコーを導入することで、離断性骨軟骨炎の発見者数が導入前の2～3倍になったと報告されている[3]。

このように、野球肘障害の早期発見にはエコーが不可欠であり、現在は全国各地で行われているメディカルチェックの大半にエコーが取り入れられるようになった。筆者も野球肘メディカルチェックのエコー検査に関わって10年以上が経ち、南は長崎県から北は青森県まで多くの現場でエコー検査を行ってきた。

野球肘のエコー検査

学童期の骨年齢は大半が軟骨期ないし骨端骨化進展期であることから、障害を受けやすいのは成長軟骨である。

内側部障害は、投球動作時に内側上顆に付着する内側側副靱帯による牽引ストレスの蓄積によって内側上顆下端に生じる骨端軟骨障害である。そのため、学童期のメディカルチェックでは、内側上顆下端を中心にエコーで観察する。

外側部障害は、投球動作による圧排や剪断力によって引き起こされると言われてきたが、近年の研究では、局所の血流障害が主因であって、投球動作は増悪因子ではないかとも報告されている[4]。いずれにしても、エコーでは小頭の変化を見ることになる。

検査肢位と方法

検査肢位は、内側は内側側副靱帯・前斜走線維（AOL）が伸展する約90°屈曲位で行う（図5）。検者と被検者は机や手台を介して対面する位置がよい。また、腕の下に採血枕のような台を入れると、机の天板がプローブ操作の邪魔にならない。

外側は、肘伸展位と最大屈曲位で行う（図6）。図7に

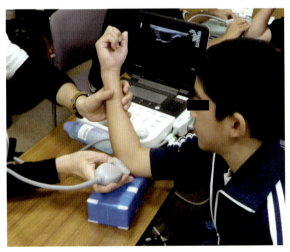

図5　内側の検査肢位（90°屈曲位）

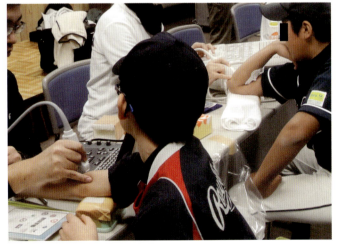

図6　外側の検査肢位
（左：伸展位、右：最大屈曲位での後方走査）

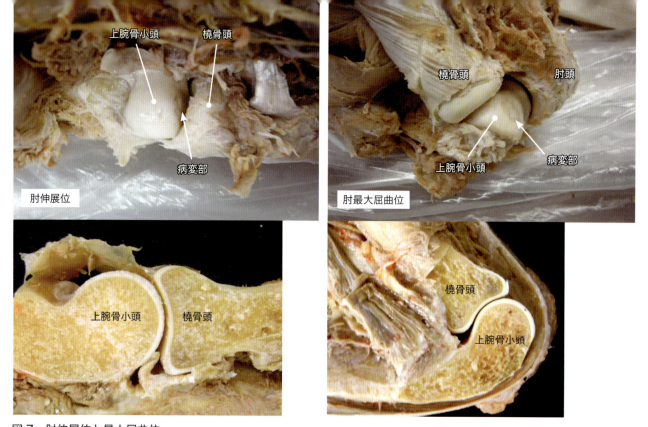

図7 肘伸展位と最大屈曲位
伸展位では病変部は橈骨頭と向き合う位置にあるが、最大屈曲位では肘後方に顔を出す。
下段にそれぞれの縦断像を示す。

示したように、伸展位では離断性骨軟骨炎の好発部位が隠れてしまい、十分に描出できない。最大屈曲位での肘後方走査では離断性骨軟骨炎の好発部位がプローブに相対する位置に来るため、見落としが少なくなる。

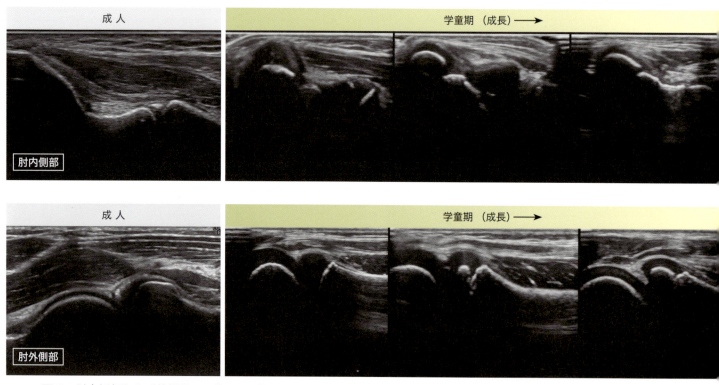

図8 肘内側部および外側部の正常エコー像

プローブ操作は、1断面では見落としが起こりやすい。内側上顆下端の端から端まで、小頭の端から端までを走査する必要がある。

正常エコー像（図8）

肘内側および腕頭関節の正常エコー像を、成人と学童期の成長段階ごとに示した。

硝子軟骨は無〜低エコーの層状に描出され、その内部に骨端核が線状高エコーとして描出される。骨端核の成長に伴う大きさの変化がエコーで見てとれる。

また、各骨端軟骨の骨化出現と閉鎖時期には差があり、肘の骨端内で骨化出現が最も遅い滑車では、硝子軟骨の無エコー域が成長段階においても変化がみられないのが特徴的である。

内側部障害のエコー像（図9）

内側上顆下端に見られる異常エコー像は、靱帯による牽引ストレスによって生じる靱帯付着部の不整像、その重積によって生じた骨片（分離型）、その骨片が成長過程で癒合した、こぶ状の突出（隆起型）である[5]。

外側部障害のエコー像（図10）

離断性骨軟骨炎のエコー像の特徴は、軟骨下骨の不整像である。超音波による病期分類[6]を図11に示した。メディ

図11 超音波検査による離断性骨軟骨炎の分類（2013）

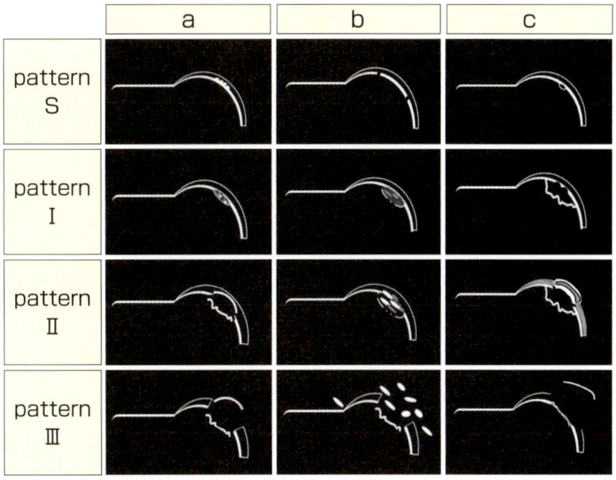

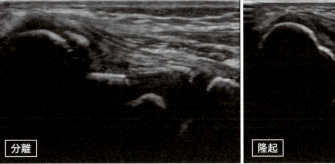

(石崎一穂編：これから始める運動器・関節エコー，メジカルビュー社，2015)

図12 小学生野球肘検診で発見された上腕骨の離断性骨軟骨炎

Stage	件数
Ⅰa	21 (67.7%)
Ⅰb	10 (32.3%)

注：旧分類のⅠaであり、新分類のSが含まれる

カルチェックの現場で多く発見されるのはstage Ⅰである。筆者が関わったメディカルチェックで発見された離断性骨軟骨炎を分類すると、図12のようになった[7]。

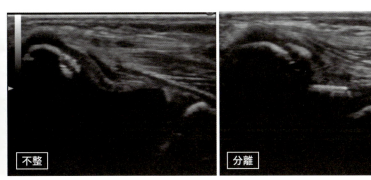

図9 肘内側部障害のエコー像

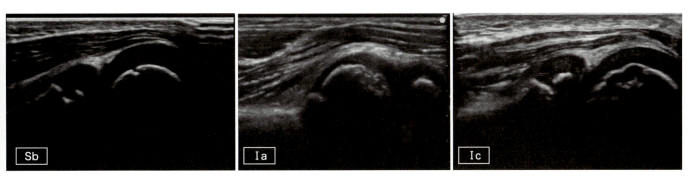

図10 肘外側部障害（離断性骨軟骨炎）のエコー像

ここで注意すべきなのは、病期分類の stage S である。エコーでは非常に軽微な軟骨下骨の変化が捉えられるため、離断性骨軟骨炎と判断してよいのか迷う場面がある。現時点では、stage S は離断性骨軟骨炎の初期像なのか、正常な骨化過程なのかが判明していない。筆者の経験でも低学年に多く見られ、正常な骨化過程ではないかと考えている。いずれにしても、stage S は経過観察を促すのが良いのかも知れない。実際にそうしているメディカルチェックもある。

エコーで小頭を観察する際に注意が必要なのは、小頭の関節面からさらに外側へプローブを動かし、外側上顆の不整像を異常所見として拾い上げてしまうことである。特にメディカルチェック初心者に多く見受けられる。

メディカルチェックでは発見された離断性骨軟骨炎を細かく分類する必要はないが、少なくとも stage S なのか否かを分けておくべきである。

理学検査

筆者が関わっている京丹後市のメディカルチェックでは、理学療法士、作業療法士、トレーナーらが投球側の肩・肘に対して次の項目をチェックしている（図13）。
・上腕骨近位骨端線の圧痛
・HERT
・肘可動域制限（左右差）
・肘内側・外側・後側の圧痛
・外反ストレス痛
・過伸展時痛

メディカルチェックの流れ

メディカルチェックではエコーだけではなく、身体所見や様々な測定を行う。そのため被検者の数によっては、効率良く進めないと時間内に終了できなくなる。マンパワーの確保もメディカルチェックの重要課題である。

京丹後市のメディカルチェックでは毎年500名規模の検査を行っているが、概ね4時間で終了している。スタッフは40名前後で、その内訳は結果説明・診察3名（医師・看護師）、理学所見24名（PT・OT・AT）、エコー6名（医師・放射線技師・PT・臨床検査技師）、書類管理6名である。

混雑を避けるため、受検者を120～130名のグループに分け、それぞれの受付開始時間を30分ずらしている。受付を終えるとまず理学所見を取り、その後にエコーを行う。検査票を回収し、すべての項目が完了しているかチェックを行い、野球手帳に必要事項を記入する。

離断性骨軟骨炎など二次医療機関の受診が必要と判断された選手には、別室で保護者あるいはチーム関係者とともに再度エコーを実施しながらエコー像を提示し、受診の必要性を説明する。受診を納得されれば診療情報提供書を作成し手渡す。この流れで過去8年間の二次医療機関受診率は100%を維持している。

卓球のメディカルチェック

筆者が関わっている卓球のメディカルチェックは、日本卓球協会が主催する男女ホープス・カブ選手＋指導者研修合宿において、全国より選抜された小学生選手を対象に行われている[8]。現ナショナルチームメンバーのほぼ全員が本合宿の経験者であり、選手の育成において重要な合宿であるため、強化の妨げとなる問題点を早期に発見し、指導者と共有することを目的としている。

メディカルチェックは理学検査とエコー検査で行うが、小学生選手のチェックポイントは、肩肘を中心に痛みや違和感を訴える部位となる。肩は上腕骨近位骨端線離開、肘は上腕骨小頭の離断性骨軟骨炎が中心である。本メディカルチェックでも上腕骨小頭の離断性骨軟骨炎が発見されており、卓球選手への介入の必要性を感じる。

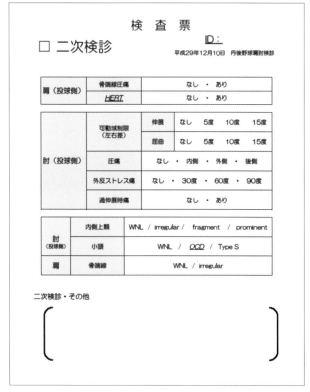

図13　野球肩肘検診の検査票

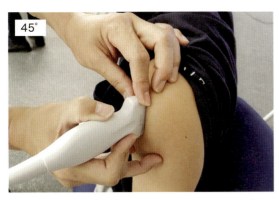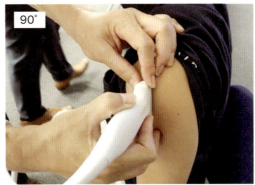

図14 結節間溝をランドマークとし外側に45°あるいは90°の部位で撮像する

上腕骨小頭の離断性骨軟骨炎については野球の項で述べたので、ここでは上腕骨近位骨端線離開について述べる。

上腕骨近位骨端線離開のエコー検査

検査肢位と方法

骨端線離開は同一個体での左右差で判断するため、同じ肢位で左右対称の断層像を撮る必要がある。一般的な肢位としては、坐位で肩関節の内外旋中間位で行う。

左右対称の断層像が描出しにくい場合は、結節間溝をランドマークとして外側に45°とか90°で規定すれば、ほぼ左右対称な部位で撮像できる（図14）。

正常エコー像（図15）

骨端線は軟骨のため、無〜低エコーで描出される。そのため、線状高エコーに描出される上腕骨の骨皮質のラインが途絶して描出される。これを骨折と見誤らないようにしなくてはならない。骨端線に離開がなければ、左右対称の断面では、骨端線の距離に左右差を認めない。

異常エコー像（図16）

骨端線離開の判定基準は、仲川らの報告[9]によれば、左右差1mm以上をカットオフ値とすると感度・特異度・正確度とも87.5%、左右差1.5mm以上では感度75.0%、特異度87.5%、正確度81.3%、左右差2mm以上では感度50.0%、特異度100%、正確度75.0%であった。

しかし、現場では時間的制約があり、骨端線の距離を計測することは難しい。カットオフ値を1〜2mmと考えれば、モニターを2画面表示にし、左右のエコー画像を描出することによって、見た目での判断がしやすくなる。これに臨床所見を加味することで、スクリーニング検査としては十分な役割を果たすと考える。

図15のモニター画面の目盛は1目盛が2.5mmであることから、この目盛の1/2程度の左右差があれば、見た目での判断が可能である。

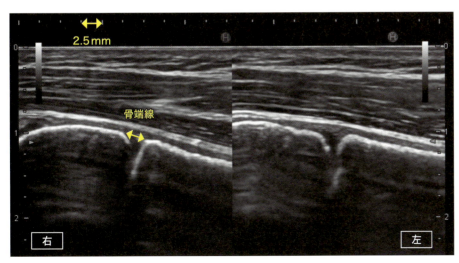

図15 上腕骨近位骨端線の正常エコー像

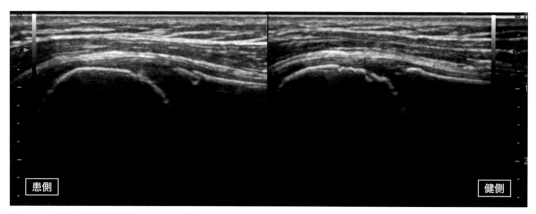

図 16　上腕骨骨端線離開のエコー像

理学検査

理学療法士によって次の項目を主体にチェックしている（図 17）。

- 歩容
- 上下肢のアライメント、変形の有無
- 関節の可動性と弛緩性
- タイトネス（柔軟性）
- 脊柱側弯の有無
- 身体の疼痛部位と圧痛点

特徴的なのは、シューズのチェックである（図 18）。小学生では成長を考慮して大きめのシューズを選択し、ひもを適切に締めていないケースが少なくない。卓球は左右方向への素早い反復動作が多い競技であり、低年齢での足部変形が増加している傾向がみられることから、シューズの問題は重要である。チェック項目は以下の通りである。

- シューズの適合性（選手回答）
- 毎回シューズのひもを締め直すか（選手回答）
- 踵とシューズの間に小指が入るか
- 現在使用しているシューズのサイズ
- 裸足のカメラ撮影（サイズ計測、形態異常をチェック）

整形外科検診受診票　氏名（　　　　　　）

運動器の所見（特記事項の項目に数値を記入し、必要に応じて余白にも所見を記載してください）		
チェック項目	具体的チェック事項	特記事項
歩行状態	歩容異常 □ある　□ない	
下肢アライメント・変形	O 脚　□ある　□ない X 脚　□ある　□ない 扁平足　□ある　□ない 外反母趾　□ある　□ない 脚長差　□ある　□ない 周径差　□ある　□ない その他の下肢変形 □ある　□ない	FFD　cm SLR　右　°　左　° BHD　右　cm　左　cm
股・膝・足関節の可動性	しゃがみ込み □容易　□困難　□不可能 関節弛緩性　□ある　□ない	制限があれば可動域記入 反張膝　右　°　左　°
上肢アライメント・変形	内反肘　□ある　□ない 外反肘　□ある　□ない （正常範囲をこえる） 長さに差が　□ある　□ない 太さに差が　□ある　□ない その他の上肢変形 □ある　□ない	
肩・肘・手関節の可動性	肩が完全に □挙上できる　□挙上できない 肘が完全に □伸ばせる　□伸ばせない □曲げられる　□曲げられない 関節弛緩性　□ある　□ない	制限があれば可動域記入 肘過伸展　右　°　左　°

手指の可動性	手指が完全に □屈伸できる　□屈伸できない	握力 右　kg 左　kg
側彎症	両肩の高さに左右差が □ある　□ない 両肩甲骨の高さに左右差が □ある　□ない ウエストラインの高さに左右差が □ある　□ない 前屈した時に、背中や腰の高さに 左右差が　□ある　□ない	肩峰 下角 腸骨稜
圧痛（+、−、±）	肩:肩峰（ ）　肩鎖関節（ ）　大結節（ ）　烏口突起（ ）　結節間溝（ ） 肘:内側上顆（ ）　外側上顆（ ）　上腕骨小頭（ ）　橈骨頭（ ）　肘頭（ ）	
靴の適合性	シューズが適合していると思う　□はい　□いいえ シューズを履くとき毎回靴ひもを締める　□はい　□いいえ 踵部に小指が入る　□入る　□入らない or 余る シューズのサイズ:	
エコー検査 （必要に応じて検査）	検査部位: 肩関節（右・左）　肘関節（右・左）　膝関節（右・左）　足関節（右・左） その他: 所見:	
その他の所見及びスポーツ活動における注意点		
理学検査担当者:		
エコー所見担当者:		
総括担当者（医師）:　小笠博義		

図 17　メディカルチェック測定項目

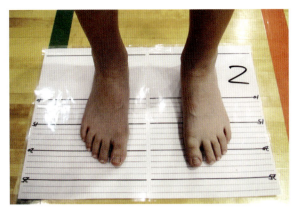

図18 裸足のサイズ計測

メディカルチェックの流れ

この合宿は卓球の技術向上だけではなく、選手としての質の向上も目的としている。そのため、技術練習以外にも、フィジカル・メンタル・栄養など多岐にわたる講習が行われる。メディカルチェックは、それらの研修の妨げにならないように、タイミングを見計らって1～2名ずつ呼び出して行っている。

理学検査は、理学療法士が前述の各項目のチェックを行う。その際に、事前の問診項目も考慮した上で、肩・肘以外にエコーでのチェック部位が必要かを判断する。

エコー検査は、両肩の上腕骨近位骨端線、両肘の上腕骨小頭に加え、理学療法士や医師から指示のあった部位のエコー検査を実施する。

この合宿は、1名の選手につき1名の指導者が参加している。そのため、結果説明は選手と指導者に対して行うことになる。合宿期間中に協会の医科学委員会に所属する整形外科医が、強化に結び付くポイントを示しながら説明している。その際、指導者＝保護者であれば問題ないが、指導者が家族でない場合は注意を要する。

バスケットボールのメディカルチェック

筆者が関わっているバスケットボールのメディカルチェックは、大阪府バスケットボール協会の医科学委員会が中心となって、大阪府下の中高校生および大学生に行っている[10]。

バスケットボールは足関節捻挫が最も多いスポーツである。足関節捻挫は日常生活でもよく見られるためか軽視されやすく、十分な治療が施されないまま、痛みや腫脹が軽減するとすぐに荷重を行ったり、練習を再開してしまう。

再発例も多く、そのために足関節の不安定性が生じる例も少なくない。

選手は「捻挫くらいならプレーできる」と安易に考えてしまう傾向がある。そのため足関節捻挫を繰り返し、いつまでも痛みが伴っていたり、不安定感を感じるためにパフォーマンスが低下する選手が少なくない[11]。

このような経過を繰り返すことによって、慢性足関節不安定性となり、いずれは変形性関節症へと至る。この悪循環を断ち切るためには、初発の捻挫で十分な治療とケアが必要であることを認識させることが重要である。

足関節エコー検査

足関節捻挫で最も多く損傷を受ける前距腓靱帯を対象として、靱帯の性状と足関節の不安定性をチェックする[12]。また、キックやジャンプをする競技（サッカー、バスケットボールなど）で多いと言われる衝突性外骨腫の有無について距腿関節を観察する。

検査肢位と方法

図19のように、被検者と向かい合わせに椅子に座り、被検者の検査足を伸展し踵を検者の椅子に乗せる。

エコーで左右の前距腓靱帯と距腿関節を観察する。前距腓靱帯が正常に描出されない場合は、全例に足関節の不安定性をチェックする。検査肢位では、踵を支点として下腿の重みで距骨が下方へ移動している、いわゆる前方引き出しの状態となっている。そこで、下腿を上方へ持ち上げることによって、前方引き出しが解除される。こうして足関節にストレスを加えることによって、距骨・腓骨間の動きを確認する。

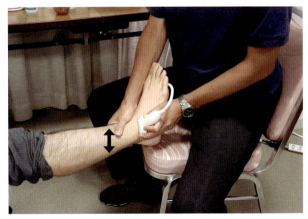

図19 足関節の検査肢位
下腿を持ち上げたり押し込んだりして、関節の不安定性をチェックする。

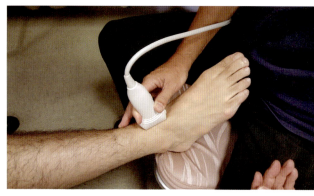
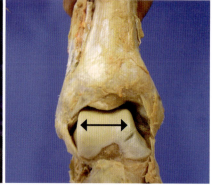

図20　距腿関節の検査方法　足を底屈すると、プローブが当てやすくなる。

距腿関節は、衝突性外骨腫（骨棘）の有無を外側から内側まで連続して描出しチェックする（図20）[13]。

正常エコー像

前距腓靱帯は、図21のように距骨と腓骨の間にfibrillar patternとして描出される。

距腿関節は、図22のように距骨滑車表面は関節軟骨で覆われ、軟骨下骨表面はスムーズに描出される。

異常エコー像

靱帯が腫脹し、正常パターンであるfibrillar patternが消失している。あるいは、靱帯自体が不明瞭で描出できない（図23）。このような異常所見があった場合は、関節の不安定性を必ずチェックする。

距腿関節では、距骨滑車面あるいは脛骨遠位端に軟骨下骨から突出するように骨棘が観察される（図24）。

測定項目

このメディカルチェックの主な目的は、障害発生の起因となりうる身体的要素の早期発見と、選手のパフォーマンス向上のための現状把握と潜在能力を計り知るためである。そのため以下の項目を測定し、選手に書面や実践指導によるフィードバックを行う（図25）。

【障害発生の要因を推測するために】
・股関節・膝関節・足関節の可動域
・股関節・足関節周辺の筋のタイトネス

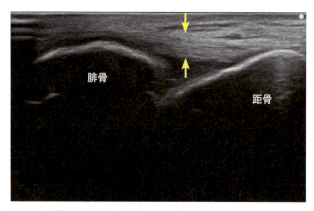

図21　前距腓靱帯の正常エコー像

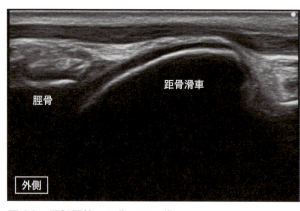
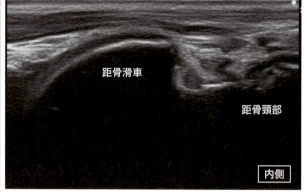

図22　距腿関節の正常エコー像

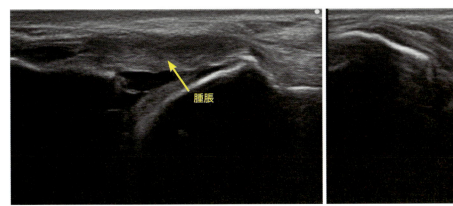

図23 前距腓靱帯の異常エコー像

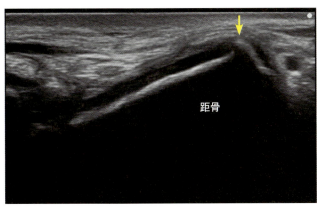
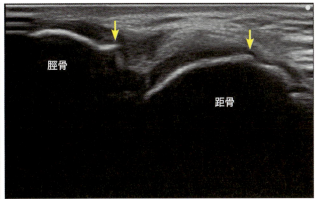

図24 骨棘　距骨前方と脛骨遠位端に骨棘が見られる。

図25 メディカルチェック測定項目

- 膝関節・足関節のアライメント測定
- 筋力：片脚立ち上がり、体幹・股関節、足趾筋力の測定
- 動作分析：片脚スクワット動作、片脚ジャンプ動作、片脚カーフレイズ動作

【潜在能力を計り知るために】
- 身体測定：身長・体重・体組成・ウィングスパン

【現状を把握するために】
- 足関節不安定性検査：徒手によるストレステスト
- パフォーマンス：片脚で3歩ホップジャンプした距離の測定、ヤードスティックを用いたジャンプ高の測定
- バランス：閉眼片脚立ちでバランス保持30秒、重心動揺計による測定、star excursion balance test（SEBT）
- 固有感覚検査：閉眼にて足関節・膝関節の一側肢を他動的に操作・固定し、検査側を自動的に合わせる、関節位置覚を測定

メディカルチェックの流れ

　学生スポーツの多くは専用の体育館などを持たず、他の競技との共用であり、施設を使用できる時間が限定される。そこで、時間を有効活用するため、各ブースを回る順番は決めていない。参加選手を数名のグループに分け、各自の判断でそれぞれのブースを回ることとしている。

　このメディカルチェックには検査者のマンパワーが必要であり、大阪府バスケットボール協会の医科学委員を中心に、療法士やトレーナー、大学教員、学生などの協力を得て実施している。年度初めには検査者向けに測定項目についてのレクチャーを行い、スムーズな運営を目指している。

成長期膝超音波検診　[松崎正史・大髙麻衣子]

Osgood-Schlatter病とは

　成長期の下肢に起こる痛み、いわゆる骨端症は、骨化の過程における骨の成長と、付着する筋肉との関係によって発症する。特に大腿四頭筋の付着部である膝蓋骨下極、脛骨粗面部、下前腸骨棘では、膝蓋骨、脛骨、腸骨の骨化の時期と骨端症が発症するタイミングが一致すると考えられている。

　大腿四頭筋の中でも特に膝の痛みが強く、日常生活に支障をきたす障害がOsgood-Schlatter病である。脛骨粗面部の腫脹、圧痛、動作時痛を主訴とし、単純X線で脛骨粗面部の不整、遊離骨片が観察される。発症率は、成長期を対象にした場合おおよそ10〜15%とされている。

　一般的には成長に伴って骨化が終了すると症状も消失すると言われているが、実際には10%以上の症例で疼痛が続く遺残性Osgood-Schlatter病に移行する。発症後2年で完全に回復する症例は40%といわれ、決して予後が良いとは言えない。治療は運動中止、アイシング、ストレッチ、湿布、痛み止めといった処方がされており、完治の決定打は見つかっていない。

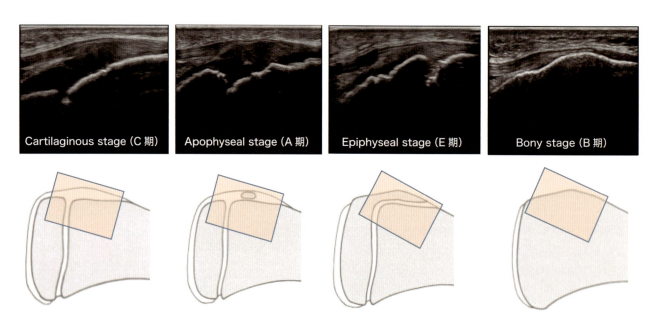

図26　Ehrenborg分類に適合した脛骨粗面部のエコー像

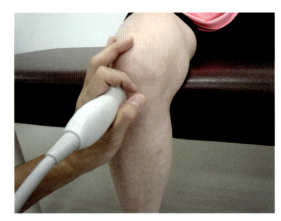

図 27 脛骨粗面部のプローブ走査

Osgood-Schlatter 病の発症年齢は 10 〜 15 歳と、小学生高学年から中学生の間である。クラブ活動などアクティブな楽しみが多い時期であるにもかかわらず、膝の痛みのために運動制限や動作の制約を受けるため、発症した子供たちは身体の痛み以上に苦痛を強いられる。そのため、Osgood-Schlatter 病の発症を予測し、予防につなげることが重要である。

成長期膝超音波検診の有用性

　超音波は、骨の表面で強い反射が起こり透過しないため、骨の内部を映像化することができない。よって、骨全体を対象として評価するのであれば、超音波より X 線の方が圧倒的に情報量は多い。

　一方で、成長軟骨は一般的な X 線の撮像法では映像化できないが、超音波は透過するため評価が可能である。そこで、Osgood-Schlatter 病における成長期膝超音波検診は、脛骨粗面の成長軟骨を対象として、骨化の過程を評価する。すなわち、X 線画像による脛骨粗面の成長段階である Ehrenborg 分類に準じて、cartilaginous stage (C 期)、apophyseal stage (A 期)、epiphyseal stage (E 期)、bony stage (B 期) の超音波画像を描出することで評価を行う (図 26)。

　被検者を坐位とし、膝関節正面から走査を行う (図 27)。膝蓋骨下極から脛骨粗面へとつながっている膝蓋腱を長軸断層像で描出し、脛骨粗面部の膝蓋腱付着部を記録する。熟練した検者であれば、1 分程度で撮像を終えることができる。対象が成長期であることを鑑みると、超音波検査は非侵襲的であり、場所の制限もなく撮像時間も短いため、検診の画像診断としては有用な手段である。

成長期膝超音波検診の実際

　今回、秋田県で行った成長期膝超音波検診について紹介する。脛骨粗面における骨化のプロセスを年齢とともに把握するため、対象 26 名について小学 5 年の 4 月・10 月と、小学 6 年の 10 月の 3 回にわたって縦断的な調査を行った。超音波による脛骨粗面部の成長段階評価は、図 28 のような結果となった。

　注目すべきポイントを以下にあげる。
① B 期まで骨化プロセスが進んでいる対象者は、今回の検診においてはいなかった。
② 男子は小学 5 年の段階では C 期がほとんどで、骨化プロセスも進行していない。
③ 男子は小学 6 年で C 期から様々な骨化プロセスに進行する。
④ 男子は小学 5 年の A 期が、小学 6 年で E 期に進行する。
⑤ 女子は小学 5 年の段階では E 期がほとんどであり、小学 6 年まで骨化プロセスは進行しない。
⑥ 女子は小学 6 年で全員が E 期に進行していた。

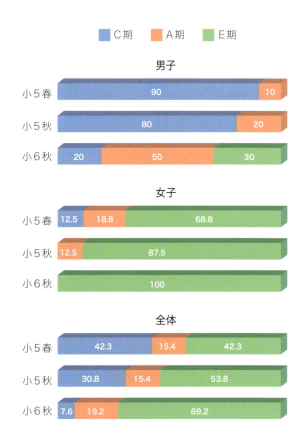

図 28 脛骨粗面部の骨化プロセス

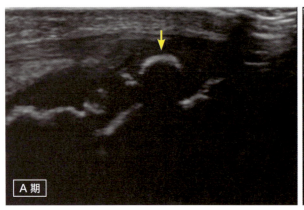
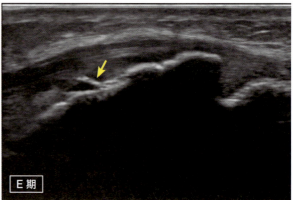

図29　成長期軟骨における脛骨粗面部の不整像
左：軟骨の無エコー像の内部に隆起した高エコー像がみられる。
右：連続した骨表面の高エコー像の一部が不整となっている。

Osgood-Schlatter病は予防できるのか？

　関節軟骨は、生涯にわたり荷重を支持しながら円滑な動きをする。そのためには低摩耗、低摩擦の強固な組織でなければならない。関節軟骨は血管に乏しく、均一な軟骨細胞によってスポンジ様に構成されており、荷重による歪みと元に戻る際に関節内の成分を吸収することで、耐久性と弾力性を維持している。

　骨端軟骨の遺残したものが関節軟骨であり、脛骨粗面の成長段階におけるC期の骨端軟骨は非常に強固であると想定すると、骨端症による障害は、軟骨単体の損傷というより、むしろ骨端軟骨の骨化プロセスにおける軟骨下骨の形成期の障害ではないかと考えられる（図29）。

　つまり、骨形成の脆弱な時期に、強い外力や慢性的な牽引力によって引き起こされる骨軟骨障害と想定すると、他の関節における骨端障害とも整合性がとりやすい。

　高橋の報告[12]によると、スポーツ外来で内返し捻挫に対して超音波検査を行ったところ、10歳以下の症例では77%が腓骨の裂離骨折であった。

　成長期の前距腓靱帯の裂離骨折の超音波画像は、前距腓靱帯が付着する腓骨の軟骨下骨が卵の殻が割れたようなエコー画像として観察できる（図30左）。同様に、成長期の野球肘においても、内側部障害は内側上顆における軟骨下骨の不整なエコー画像として観察できる（図30右）。

　成長期における骨端部は、軟骨から骨への進行過程で脆弱な時期にあり、腱や靱帯の付着部に強い牽引力、もしくは慢性的な牽引力が加わることにより裂離が生じるのではないかと考える。Osgood-Schlatter病も同じメカニズムによって発症すると推察する。

　では、Osgood-Schlatter病が発症しやすい時期はいつなのであろうか。成長期の骨発達は、骨化核の出現が成長スパート時期と重なるとされる。脛骨粗面部も同様に、軟

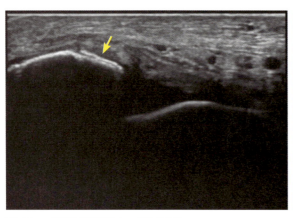
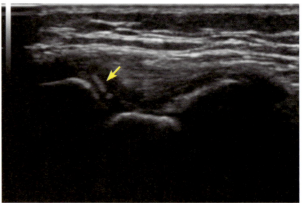

図30　成長期骨端障害の裂離骨片
左：内返し捻挫による腓骨裂離骨片。腓骨の前距腓靱帯付着部に高エコー像がみられる。
右：内側野球肘における裂離骨片。内側上顆のAOL付着部に高エコー像がみられる。

骨下骨が形成される A 期から E 期が脆弱な時期に相当すると考えられる。身長最大発育量年齢（peak hight velocity age：PHVA）を迎える時期は A 期と E 期の間にあり、脛骨粗面部が長軸に伸びるとの報告がある。

今回の検診で得られた結果は、女子の方が小学 5 年の春から秋にかけて身長の増加量、小学 5 年秋から小学 6 年秋にかけて体重の増加量が男子より大きかった。そして、その時期に合わせて、脛骨粗面部の骨化プロセスも A 期すべてが E 期に移行していた。つまり、女子は男子に比べ骨化プロセスの進行が早く、スポーツによる負荷が増大する中学生の時期には、すでに軟骨下骨の脆弱な時期を過ぎていることになる。

一方、男子は、小学 6 年生秋の段階で E 期まで骨化プロセスが進んだのは 30％ に過ぎず、残り 70％は中学生以降に E 期への骨化プロセスを進むことになる。つまり、身長や体重の増加に伴って、スポーツによる負荷が増大する時期に Osgood-Schlatter 病の発症リスクが高い骨化プロセスの時期を迎えることを意味する。Osgood-Schlatter 病の罹患率が男子の方が大きい傾向にあることも、今回の結果に結びつく。

中瀬らは、Osgood-Schlatter 病を発症した群と発症しなかった群では、A 期から E 期における大腿四頭筋のタイトネスに有意な差を認めたと報告している[18]。脛骨粗面部に機械的なストレスがかかる身体的な状況として、大腿四頭筋のタイトネスのほか、ハムストリングのタイトネス、骨盤の後傾、足関節の背屈制限などがある。発症リスクの高い時期に、これらの危険因子について注意深く観察を行い、ストレッチなどの生活指導をすることによって、Osgood-Schlatter 病の発症を減少させることが期待される。

今後の展望

脛骨粗面部における成長期膝超音波検診は、短時間で実施できる簡便な手法でありながら、対象者の骨化プロセスの状況を容易に観察することができる。幅広い年齢層に対して行うことによって、脛骨粗面部の骨化プロセスを正確に把握することができ、下半身の柔軟性などの身体的特徴と照らし合わせることで、より正確に Osgood-Schlatter 病の発症機序が解明され、将来にかけて予防につながると期待される。

超音波診断装置は、場所や時間の制約を受けることなく運動器構成体を観察することができるモダリティである。多くの施設で成長期膝超音波検診を行うことで、「成長期痛」というあいまいな概念の中から真実を見極め、予防医学の一翼を担うことができると考える。すべての子供たちが運動器の痛みを伴うことなくスポーツを楽しむことができる時代が訪れることを願う。

参考文献

1. 高橋周：運動器の超音波診断―運動器の超音波検診．関節外科 31(4)：487-494, 2012
2. 岩瀬毅信・柏口新二・松浦哲也 編：肘実践講座よくわかる野球肘―離断性骨軟骨炎．全日本病院出版会，2013, p.2-8
3. 同上 p.236-248
4. 同上 p.42-52
5. 山崎哲也・柏口新二・能勢康史 編：肘実践講座よくわかる野球肘―肘の内側部障害．全日本病院出版会，2016, p.102-109
6. 石崎一穂：上腕骨離断性骨軟骨炎（OCD）の超音波による分類 第 2 報．超音波医学 38：S458, 2011
7. 山口睦弘ほか：運動器検診にて発見された上腕骨小頭障害の超音波病期分類．超音波医学 38：S465, 2011
8. 小笠博義：卓球競技の成長期運動器検診―（公財）日本卓球協会の小学生トップ選手に対する取り組み．日本整形外科スポーツ医学会誌 37(4)：408, 2017
9. 仲川春彦ほか：超音波検査を用いたリトルリーグ肩診断の試み．肩関節 37(2)：443-445, 2013
10. 大阪府バスケットボール協会医科学委員会ホームページ
11. 有本久美ほか：ウィンターカップ 2015 高校バスケットボール大会における足関節障害調査の報告．日本臨床スポーツ医学会誌 24(4)：S279, 2016
12. 高橋周：足部・足関節捻挫の診断における超音波の有用性．関節外科 133(1)：52-56, 2014
13. 皆川洋至：超音波でわかる運動器疾患．メジカルビュー社，2010, p.191-194
14. Lucena GL, et al. Prevalence and associated factors of Osgood-Schlatter syndrome in a population-based sample of Brazilian adolescents. *Am J Sports Med* 39(2)：415-420, 2011
15. Kujala UM, et al. Osgood-Schlatter's disease in adolescent athletes. Retrospective study of incidence and duration. *Am J Sports Med* 13(4)：236-241, 1985
16. Gholve PA, et al. Osgood Schlatter syndrome. *Curr Opin Pediatr* 19(1)：44-50, 2007
17. 平野篤ほか：脛骨粗面の発育とオスグッド病の発症について．日本臨床スポーツ医学会誌 12(1)：31-35, 2001
18. 中瀬順介ほか：脛骨粗面部の発達段階とその身体的特徴についての検討．日本整形外科超音波研究会誌 24(1)：34-27, 2013

スポーツ現場で役立つ！　運動器エコー指南書

11 上肢のハイドロリリース

宮武和馬●横浜市立大学附属病院整形外科

外来診療においては、診断ができない疼痛、改善が見込めない疼痛によく遭遇する。そのような時に、我々はとりあえず痛み止めを処方することがある。

NSAIDs などの痛み止めは体の内部から作用するため、関節内が痛くても、関節外が痛くても、ある程度効果を発揮する。そのため、どこにどう効果があったのか詳細にはわからないまま診療を進めていくことになる。1 種類の内服で痛みが取れなければ追加の薬剤を投与し、患者が飲む薬剤は増えていく。病態や病状をあまり考えず、原因に対する治療を行わないゆえの弊害である。

◆

この現状を打開する 1 つの治療法が、近年注目されている。それが hydrorelease である。今まで治療できなかった痛みの治療や、今まで診断できなかった痛みの診断的治療が可能となり、整形外科医の幅を広げる治療法と言える。本稿では、上肢障害の hydrorelease について記載する。

Hydrorelease は最新治療であること、研究デザインが組みにくいことから、確立されたエビデンスはまだ乏しいが、今後、痛みの治療として普及することは間違いない。早急にメカニズムなどの解明を行う必要があり、我々も今まさにその研究を行っているところである。このことを十分理解した上でお読みいただきたい。

また、hydrorelease のターゲットは多岐にわたり、すべてをここに記すことはできないことも了承していただきたい。

薬液の種類と注射部位の選定

薬液の種類

Hydrorelease は薬液の種類について言及していない。即時的な効果に限定すると、生理食塩水、5% ブドウ糖液、局所麻酔薬など何でも構わない。

ただ、局所麻酔薬は Na チャネルをブロックしてしまい、運動神経周囲に注入すると運動麻痺が起こることから、筆者は原液で使用することは少ない。

ブドウ糖についても、濃度こそ違うものの、prolotherapy と明確に区別するために使用していない。そのため、注入時痛が少ない生理食塩水を中心に使用しており、単独でも十分効果を発揮する。

除痛の原理として、現時点では、薬液を入れることによる物理的な影響が、神経に何らかの作用を及ぼしていると考えている。他の薬剤が長期的な効果を発揮する可能性もあり、今後、薬液の種類についても検討する必要がある。

注射部位

以下に示す注射部位の選定は、圧痛、special test, nerve tension test（神経伸長テスト）[1]、nerve compression test、scratch collapse test[2] などを組み合わせて行う。診断に重きを置いており、とりあえず注射をして診断をしていくなどという安易なことにならないように啓発していただければと思う。

上肢 hydrorelease の実際

前斜角筋／中斜角筋（C5/6） ▶動画 11-1

適応
胸郭出口症候群による肩の痛み、肘内側部の疼痛に有効である。

超音波解剖と注射方法
側臥位で頚部にプローブを当てる（図1a）。第5, 6頚椎の前結節と後結節を確認し、そこから出る神経根を描出する。第7頚椎には前結節が存在せず、後結節のみである。第7頚椎から出るC7神経根と、その前方に存在する椎骨動脈を確認する。C5〜7が直線上に並び、その前後に前斜角筋、中斜角筋が描出される（図1b）。

前斜角筋の前方には、拍動する血管と横走する横隔神経が確認できる。中斜角筋の中には肩甲背神経、長胸神経が走行するため、なるべく傷つけないように注意を払う。

注意点、合併症
C5, C6の周囲に薬液を注入するため、局所麻酔薬を用いるとC5, C6麻痺が起こる。一時的なもので問題はないが、注射前に十分説明しておく必要がある。また、局所麻酔薬を用いると横隔神経麻痺も必発であり、呼吸機能に障害がある場合は注意する。

そのため、筆者は生理食塩水か、局所麻酔薬を0.1 mL程度加えた生理食塩水でこの注射を行っている。

後斜角筋（C8） ▶動画 11-2

適応
胸郭出口症候群による肩の痛み、肘内側部（尺骨神経領域）の疼痛に有効である。

超音波解剖と注射方法
描出方法はC5/6と同様で容易である。C7からより遠位にプローブを移動させ、第1肋骨の上に存在するC8を描出する（図2a）。C8は深い部位なので、描出困難な例も存在する。

注意点、合併症
第1肋骨周囲には星状神経節が存在するため、局所麻酔薬を混ぜるとホルネル徴候は必発である。そのため、筆者は生理食塩水か、局所麻酔薬を0.1 mL程度加えた生理食塩水でこの注射を行っている。

C7, C8の周囲への注射の際には、椎骨動脈がエコー画面に見えるので（図2b）、必ずドプラモードで確認した後に注射を行う。椎骨動脈を誤穿刺してしまうと危険であり、ある程度エコーに慣れた上級者が行うべきである。また、針の角度が大きくなると、針の描出が困難になる。角度がつきすぎないように、プローブから離して穿刺すると良い。

腋窩神経 ▶動画 11-3

適応
四辺形間隙症候群（QLSS：quadrilateral space syn-

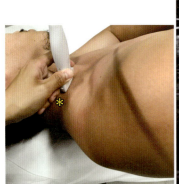

図1a　C5/6（平行法）
側臥位で頚部にプローブを当てる。側方から消毒を行い、平行法で注射する。

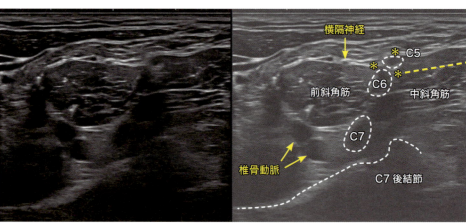

図1b　C5/6 hydrorelease
前斜角筋、中斜角筋の間にC5, C6, C7が縦に並ぶ。それぞれの神経を同定する際には、C7の骨性ランドマークを参考にする（C7には前結節がない）。C7の奥には椎骨動脈が存在するため、深く刺しすぎないように注意を払う。また、前斜角筋の表層には横隔神経が存在するため、局所麻酔薬を用いる場合は横隔神経麻痺は必発である。

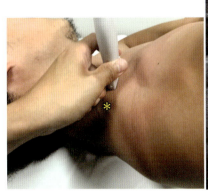

図2a　C8（平行法）
側臥位で頚部にプローブを当てる。側方から消毒を行い、平行法で注射する。

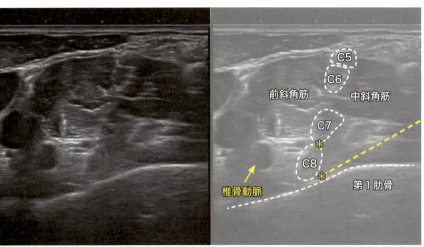

図2b　C8 hydrorelease
前斜角筋、中斜角筋の間にC5、C6、C7、C8が縦に並ぶ。C8の下には第1肋骨が存在する。C8の奥には椎骨動脈が存在するため、深く刺しすぎないように注意を払う。第1肋骨の上には星状神経節が存在するため、局所麻酔薬を用いる場合はホルネル徴候は必発である。

drome)、obligate translationなど。明らかなQLSSだけでなく、水平内転時の痛み、2nd外旋での痛みなど、一般的な肩関節周囲炎と診断された症例でも効果が高い。肩の障害で最も頻用される注射である。

超音波解剖と注射方法

肩関節下垂位で、プローブを肩後方から当てる（図3a）。小円筋、三角筋を描出し、それらに囲まれた脂肪組織を描出する。ドプラモードでは、脂肪内に動脈の拍動を確認できる（図3b）。動脈と並走するように腋窩神経が走行するため、この脂肪組織に注射を行うと、同時に腋窩神経に注射することになる。注射をすることで神経が明確に描出される。

また、短軸でQLSの出口まで薬液が届いているか確認する。肩関節を描出し、短軸のまま遠位に下ろしていくと、棘下筋の次に小円筋が現れる。小円筋が消えると、上腕回旋動静脈が外側から回り込んでくる。ドプラモードにすると、さらに血管の描出が容易である。動静脈は内側に入っていき、上腕骨と三頭筋の間に入り込む。このレベルで腋窩神経を確認できる。見えない場合は血管を確認しながら、周囲の脂肪組織に薬液を注入することで腋窩神経が明確に描出される。

注意点、合併症

局所麻酔薬を使用する場合は、血管内に注入しないように注意が必要である。慣れないうちはこまめにドプラモー

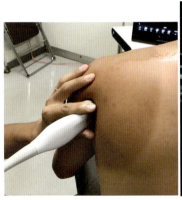

図3a　後方アプローチ（交差法）
坐位、肩関節自然下垂位で後方からプローブを当てる。側方から消毒を行い、交差法で注射する。

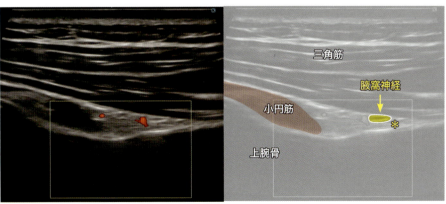

図3b　QLS後方走査
三角筋、小円筋、上腕骨を描出すると、その間に拍動する血管と脂肪組織が見える。交差法で脂肪内（＊）に針先を誘導する。薬液を血管内に注入しないように注意を払う。

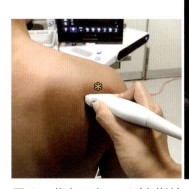
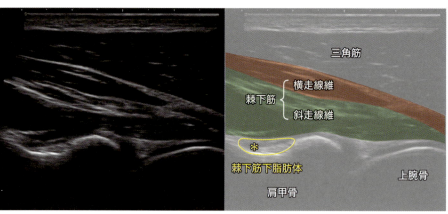

図4a　後方アプローチ（交差法）
坐位、肩関節下垂位で後方からプローブを当てる。上方から消毒を行い、交差法で注射する。

図4b　肩甲上神経：後方走査
三角筋、棘下筋を描出し、上腕骨、肩甲骨関節窩の間に関節面が見える。肩甲骨側にプローブを移動すると、肩甲頸に脂肪と拍動する血管が確認できる。交差法で脂肪内（＊）に針先を誘導し、針を抜きながら棘下筋と三角筋の間も hydrorelease を行う。

ドで確認し、神経と並走する血管を目印にすると良い。注射は交差法で行うことが多い。

肩甲上神経　動画 11-4

適応
肩甲上神経障害、関節鏡術後など。水平内転時の疼痛、2nd 外旋での疼痛などに有用である。

超音波解剖と注射方法
坐位にて肩後方にプローブを当て、三角筋、棘下筋、肩甲骨、上腕骨を描出する（図4a）。肩甲頸のスペースを埋めるように、棘下筋下脂肪体が存在する（図4b）。棘下筋下脂肪体の内部には肩甲上神経・動静脈が存在し、ドプラモードで血管の存在が確認できる。肩甲頸に針を当て、棘下筋下脂肪体との間を剥離するように注入すると、交差法でも容易である。

注意点、合併症
棘下筋下脂肪体の滑走を評価する方法が報告されているが、定量評価はできていない。内外旋に伴う脂肪体の動きが悪くみえることがあり、そのような場合は確かに注射の効果は高い。水平内転制限と、その際に肩後方の疼痛を訴える場合は、特に有用である。また、肩関節鏡術後で残存する疼痛にも関連することがあるので、注意して脂肪周囲の動きを観察する[3]。

脂肪体内には神経だけでなく、血管も存在するため、局所麻酔薬を使用する場合は血管内に注入しないように注意が必要である。

尺骨神経

適応
肘部管症候群、その他の尺骨神経障害（尺骨神経脱臼も含む）。

超音波解剖と注射方法
1）肘部管（図5；動画 11-5a）

仰臥位にて、肩関節 90°外転、肘関節 90°屈曲位で行う。まず尺骨神経に絞扼がないかを長軸で確認する。肘部管での圧迫がある場合や、Tinel 徴候が陽性の場合、注射を検討する。尺側手根屈筋の上腕骨頭と尺骨頭を描出し、その間を走行する尺骨神経を同定する。

注射は交差法あるいは平行法で行う。筆者は交差法を好む。そのままプローブを平行移動していくことで、尺骨神経に沿って近位〜遠位まで注射が可能となるからである。

2）内側上顆周辺（図6；動画 11-5b）

肘部管から近位に移動していくと、滑車上靱帯が描出できる。そこからさらに近位で内側上顆と尺骨神経が接する位置を探す。内側上顆に沿って、平行法で尺骨神経の下方に注射する。

注意点、合併症
尺骨神経障害においては、どこが問題かを診断することが最も重要である。まず鎖骨上や斜角筋の圧痛などを確認し、胸郭出口症候群を除外する[4]。さらに、圧痛点や Tinel 徴候からどの部位で障害されているかを把握した後、超音波検査を行い神経の絞扼や腫脹の有無を確認していく。

神経が腫れている場合は paraneural sheath の中にステロイドを注入することもある。Paraneural sheath 内に薬

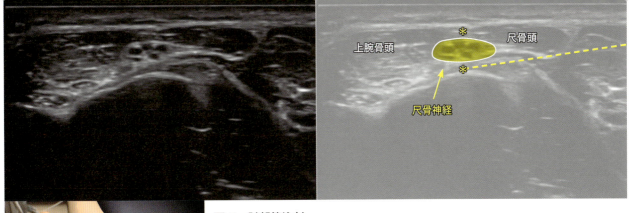

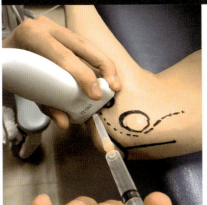

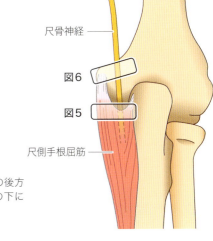

図5　肘部管注射

仰臥位にて肩関節外転・外旋位で行う。尺側手根屈筋の上腕骨頭、尺骨頭の間を走る尺骨神経を同定する。写真は交差法（＊）であるが、平行法の場合は点線の軌道で刺入する。

 動画 11-5a

動画 11-5a

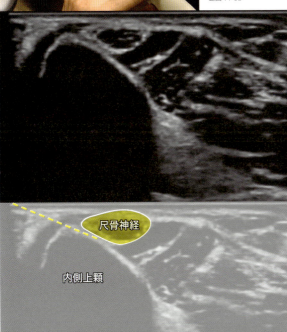

図6　内側上顆周辺注射

仰臥位にて肩関節外転・外旋位で行う。内側上顆の後方を走る尺骨神経を同定する。平行法で尺骨神経の下に針先を誘導する。脱臼例、亜脱臼例に有効である。

 動画 11-5b

動画 11-5b

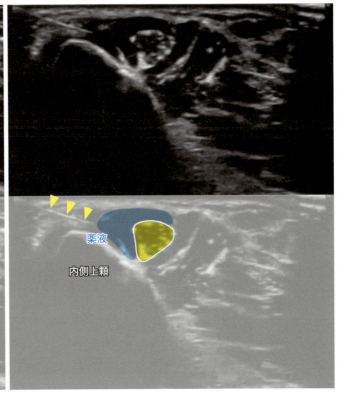

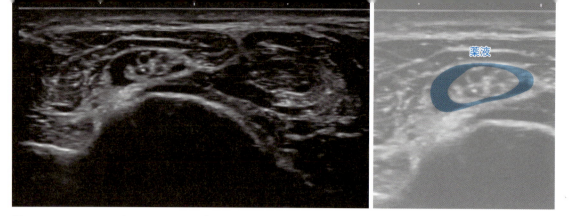

図7 Donuts sign（ドーナツサイン）
Paraneural sheath 内に薬液が入ると、神経の周囲を包み込むように薬剤が広がる。

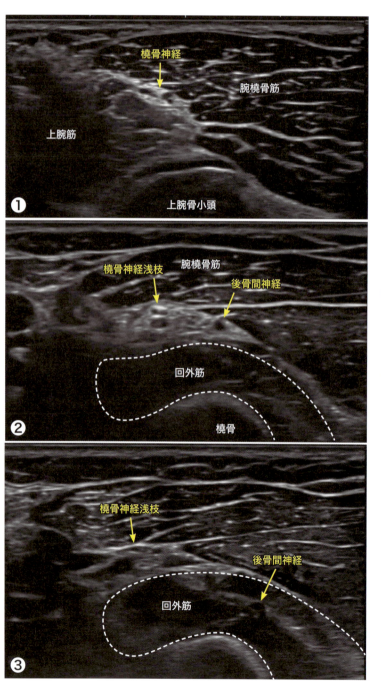

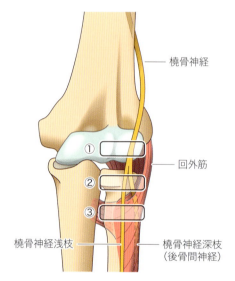

図8 橈骨神経の超音波解剖 ▶動画11-6
橈骨神経は、腕橈関節付近で橈骨神経浅枝と深枝（後骨間神経）に分岐する。橈骨神経浅枝は回外筋と腕橈骨筋の間を通過し、腕橈骨筋の深層を走行する。後骨間神経は分岐後 Frohse のアーケードを通り、回外筋内を走行する。

動画 11-6

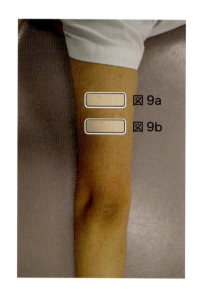

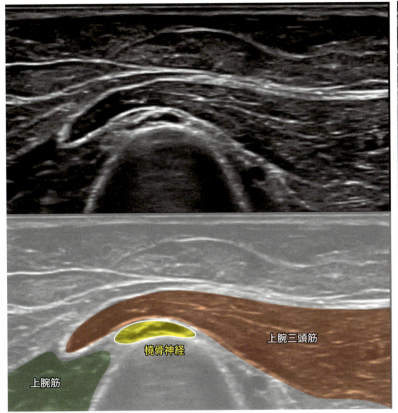

図9a　橈骨神経溝　▶動画11-7

上腕骨の後面中央にプローブを当て、橈骨神経溝での橈骨神経を描出する。わからない場合は近位から追うより、遠位から追う方が簡単である。遠位で見つける場合は、図8-①のように小頭上で描出して、近位に追うと良い。橈骨神経を下からすくい上げるように薬液を注入する。

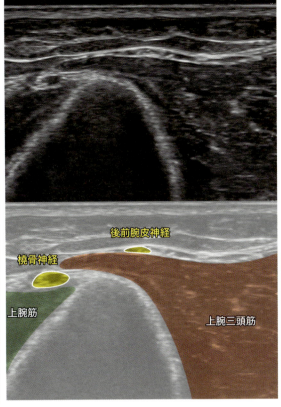

図9b　後前腕皮神経　▶動画11-8

橈骨神経が橈骨神経溝をまたいだ後に、皮下に分枝する後前腕皮神経が描出できる。肘外側部痛を訴える選手の中に、この部位の痛みが隠れていることがある。

液が入ると、神経のまわりに薬剤が広がるドーナツサインが見られる（図7）。Paraneural sheath 内を攻めるために高画質な超音波機器が求められる。

尺骨神経障害に対する hydrodissection の有用性も報告されている[5,6]。筆者は、腫脹を伴わない神経障害に対しては生理食塩水を用いた肘部管注射、尺骨神経脱臼に対しては内側上顆周辺での注射も行っている。

尺骨神経の横には伴走する尺骨動脈がある。動脈内に薬剤を入れないように注意を払う。わずかに拍動が確認できるが、わからない場合は必ずドプラモードで確認する。

橈骨神経

適応

難治性外側上顆炎、原因不明の外側部痛（回外筋症候群、橈骨神経障害、腕橈骨筋症候群）などが適応となる。

超音波解剖と注射方法（図8；▶動画11-6）

肘関節を伸展、回外位で手台にのせる。橈骨、回外筋、腕橈骨筋を短軸で描出する。交差法あるいは平行法で針を刺入する。橈骨神経の本幹や浅枝に注射する場合は、回外筋の fascia からはがすようなイメージで神経の下から注入する。後骨間神経に注射する場合は、Frohse のアーケードに入り込む部位で行う。

注意点、合併症

橈骨神経分岐部への注射は、肘外側部痛に対する hydrorelease で最も頻用される。この方法は、腕橈骨筋、回外筋、橈骨神経の疼痛や、原因不明の肘外側部痛に対しても有効なことがある。ただし、橈骨神経の疼痛はこのレベルだけとは限らない。スポーツ障害に限定しないのであれば、橈骨神経溝（図9a；▶動画11-7）の部位や Wartenberg 症候群（図10）での entrapment など様々である[7]。外側上顆炎の疼痛の中に、橈骨神経の分枝である後前腕皮神経の疼痛を合併している例もある（図9b；▶動画11-8）。それぞれ圧痛点や Tinel 徴候、scratch collapse test を注意深く診察し治療にあたる。

橈骨神経周囲への注射によって神経損傷が起こらないように注意を払う。筆者は橈骨神経の hydrorelease を積極的に行っているが、尺骨神経と同様、一時的であっても麻痺を作りたくない場合は生理食塩水か、局所麻酔薬を 0.1 mL 程度加えた生理食塩水を用いている。

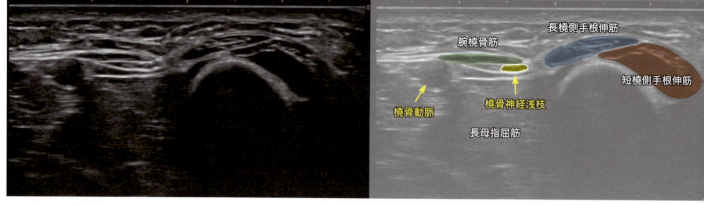

図10 橈骨神経浅枝（Wartenberg症候群）
腕橈骨筋の深層を走行し、橈骨茎状突起から約9cmの部位で、腕橈骨筋と長橈側手根伸筋の間から皮下に移行する。この部位でentrapmentを起こしやすい。

外側前腕皮神経 動画11-9

適応
前腕橈側の疼痛、しびれ。

超音波解剖と注射方法
烏口腕筋内の筋皮神経を描出する。筋皮神経の知覚線維は肘窩で筋膜を貫き皮下に出て外側前腕皮神経となり、前腕外側部の皮膚に分布する。前腕外側部の感覚異常を伴う肘痛の場合は、烏口腕筋を貫く部分か、上腕二頭筋と上腕筋の間から皮膚に分布する部分でentrapされていることが多い。

肘関節伸展位〜軽度屈曲位で手台の上に置き、上腕二頭筋と上腕筋を描出し、両筋の間を通る筋皮神経を描出する。この描出法は慣れないと難しいので、腋窩で烏口腕筋内の筋皮神経を描出し、遠位に追っていくと良い（図11）。外側前腕皮神経の障害の場合は、皮下への出口で注射を行う。

注意点、合併症
筋皮神経を遠位に追っていくと、上腕二頭筋に多くの筋枝を出しながら走行する。そのため、外側前腕皮神経となる神経を見失いがちであるので注意する。

手術を選択している症例は、上腕二頭筋の筋膜がentrapしている報告が多い[8,9]。Hydroreleaseする際もこの部分を意識する。なるべく高周波のプローブを用い、神経の輪郭を確認し、神経損傷が起こらないように注意を払う。

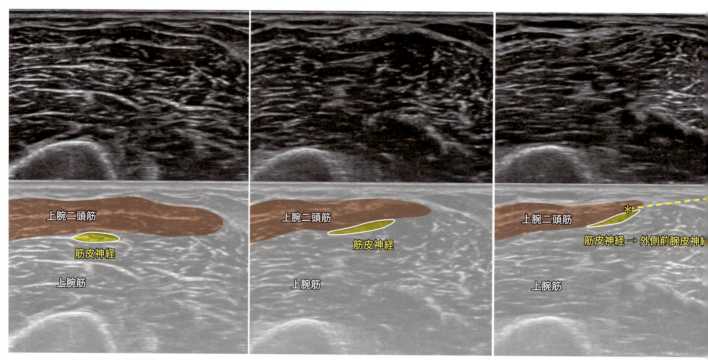

図11 筋皮神経（外側前腕皮神経への移行部）
上腕二頭筋と上腕筋の間を走行する。わからない場合は、烏口腕筋の内部を通る筋皮神経を同定し、追っていく。上腕二頭筋の筋膜から皮下に出て来る部位がentrapmentが起こりやすい。

CHL complex 動画 11-10

適応
肩関節鏡術後、RI（rotator interval）周辺の炎症後など。

超音波解剖と注射方法
臥位あるいは坐位にて烏口突起を触れ、烏口突起と上腕骨を描出する。1st 外旋制限、結帯制限などがある場合は、動的にこの部位を確認し、疑われる場合は注射を検討する。肩関節痛を有する症例はこの部位が3 mm を超えるとの報告[10]もあるが、厚さだけで診断するのはやや難しい。

なお、烏口上腕靱帯 coracohumeral ligament；CHL は烏口突起の後方に付着するため、このエコー画像を烏口上腕靱帯と呼ぶのは無理がある。烏口上腕靱帯は上腕二頭筋長頭腱や肩甲下筋を包む組織と complex を形成しているため、ここでは CHL complex と呼ぶことにする[11]。

具体的には、烏口突起と上腕骨頭を描出し、上腕骨の1st 内外旋を行う。外旋位で CHL complex の緊張の左右差を動的に確認する（動画 11-11a）。また肩甲下筋の動きも確認し、動きが悪い場合は肩甲下筋と大胸筋の間を hydrorelease する。注射は肩関節最大1st 外旋位で行う。交差法で行い、CHL complex 内部、CHL complex と腱板の間、CHL complex と大胸筋の間を release していく（図12）。

注意点、合併症
烏口突起側、上腕骨側のどちらも hydrorelease する。可能であれば超音波で見えている CHL complex 内部に注射を行う。CHL complex の肥厚が強い場合は、ケナコルトの副作用（組織の壊死）を期待し、5〜10 mg を使用することもある。

注射後は再度上腕骨の1st 内外旋を行い、動きが改善したか確認する。効果がある場合は、CHL complex の伸張性が改善する（動画 11-11b）。即時的に1st 外旋制限、結帯制限の改善などもみられる。

おわりに

Hydrorelease は超音波ガイド下で比較的安全に治療が可能であり、今後さらに広がっていくことが予想される。多くの先生方が経験される外来で困った痛みや、多くのコメディカル・パラメディカルが経験する取りきれないタイトネスなど、様々な状況でこの手技は活きてくるだろう。

エビデンスはさておき、まずは一度経験していただき、忌憚なくご批判をいただければと思う。その上でエビデンスを積み重ね、改良していければと思う。

Hydrorelease という概念は、巷に氾濫している"筋膜リリース"と一線を画すことを意図している。筋膜とは何か、筋膜リリースとはどのような現象なのかが不明のまま一人歩きしているように思われる。

一方、"hydrorelease"は、超音波で見えている現象をそのまま言葉にしたものである。研究の進歩とともに変わっていくかもしれないが、現時点では最良の用語であろう。選手を救う手段の1つとして hydrorelease が普及するために、効果だけでなく、そのメカニズムも追求していきたい。

最後に、私の超音波診療のご指導をいただいている城東整形外科の皆川洋至先生に改めて感謝を述べたい。

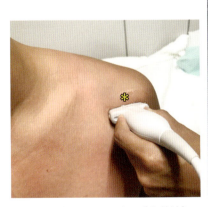

図12a　CHL complex（交差法）
坐位にて肩関節最大外旋位（1st）で前方からプローブを当てる。上方から消毒を行い、交差法で注射する。

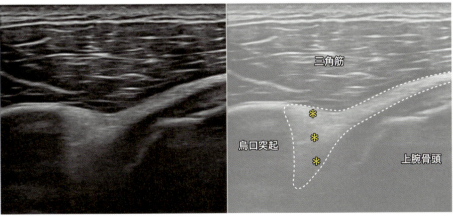

図12b　CHL complex の膜状組織 hydrorelease
烏口突起、上腕骨を描出すると、それらの間に膜状組織が見える。交差法で膜状組織（＊）に針先を誘導する。膜状組織の浅い部位と深い部位に注射を行う。

文献

1. Kleinrensink GJ, *et al*. Upper limb tension tests as tools in the diagnosis of nerve and plexus lesions: Anatomical and biomechanical aspects. *Clinical Biomechanics* 15：9-14, 2000
2. Brown JM, *et al*. Scratch collapse test localizes Osborne's band as the point of maximal nerve compression in cubital tunnel syndrome. *Hand* 5：141-147, 2010
3. 林典雄：運動療法のための運動器超音波機能解剖—拘縮治療との接点．文光堂，2015, 27-31
4. 岩堀裕介：上肢の神経障害，野球の医学．臨床スポーツ増刊号 32：173-189, 2015
5. Cass SP. Ultrasound-guided nerve hydrodissection: What is it? A review of the literature. *Current Sports Medicine Reports* 1(15)：20-22, 2016
6. Fader RR, *et al*. Percutaneous ultrasound-guided hydrodissection of a symptomatic sural neuroma. *Orthopedics* 38(11)：1046-1050, 2015
7. Hagert E, *et al*. Upper extremity nerve entrapments: The axillary and radial nerves—clinical diagnosis and surgical treatment. *Plastic and Reconstructive Surgery* 134(1)：71-80, 2014
8. Belzile E, *et al*. Entrapment of the lateral antebrachial cutaneous nerve exiting through the forearm fascia. *The Journal of Hand Surgery* 26(1)：64-67, 2001
9. Naam NH, *et al*. Painful entrapment of the lateral antebrachial cutaneous nerve at the elbow. *The Journal of Hand Surgery* 29(6)：1148-1153, 2004
10. Wu CH, *et al*. Elasticity of the coracohumeral ligament in patients with adhesive capsulitis of the shoulder. *Radiology* 278(2)：458-464, 2016
11. Arai R, *et al*. The anatomy of the coracohumeral ligament and its relation to the subscapularis muscle. *J Shoulder Elbow Surg* 23(10)：1575-81, 2014

スポーツ現場で役立つ！ 運動器エコー指南書

12 下肢のハイドロリリース

笹原 潤●帝京大学スポーツ医科学センター

　超音波ガイド下注射は、処置や手術のための神経ブロックとして行われるほか、治療および診断目的に行われる。これまで一般的に行われてきた超音波ガイド下注射は、神経ブロックや関節内・腱鞘内注射であったが、近年hydroreleaseという手技が注目を集めている。

　その除痛メカニズムはまだ詳しくわかっていないが、神経や筋・腱の滑走性が周囲の結合組織によって低下して疼痛を生じている場合に、超音波ガイド下にその結合組織に薬液を注入して同部をリリースすることで、神経や筋・腱の滑走性が改善して疼痛が改善するのではないかと考えられている。まだエビデンスの乏しい治療法であるが、講演や学会等でhydroreleaseが有効であった症例が報告されている[1,2]。

Hydroreleaseの方法

　まず、圧痛部位を超音波で詳細に観察し、身体所見などを勘案して、痛みの原因となっている神経や筋・腱などを同定する。超音波画像では、組織の変性や肥厚といった明らかな異常所見が確認できないことが多いため、画像所見は補助的な判断材料とする。

　むしろ、ドプラモードで著明な血流増加像があり、自発痛があるなど、強い炎症所見があるケースでは、hydroreleaseの効果が得られないことが多い。そのようなケースに対しては、ステロイド剤を添加した局所麻酔薬の注射を検討する。

　痛みの原因となっている神経や筋・腱などを同定した後で、その周囲の結合組織を全周性にリリースするようなイメージで、超音波ガイド下にしっかりと薬液を注入する。

　関節内注射や腱鞘内注射などにおいては、注射薬液としてリドカインやメピバカインなどの局所麻酔薬が一般的に用いられるが、神経周囲に注射すると麻痺をきたしてしまう。Hydroreleaseは注射薬液の麻酔効果による除痛を期待する治療法ではないため、筆者は生理食塩水で0.1％に希釈した局所麻酔薬を注射薬液として用いている。診断的意義が強い場合には、キシロカインテストの意味を持たせるため、1％の局所麻酔薬を希釈せずに注射薬液として用いている。

Hydroreleaseの目的

　Hydroreleaseの目的は、診断と治療である。まず診断については、hydroreleaseによる除痛効果の有無で判断する。除痛効果が得られない場合は、痛みの原因が違う部位にあるか、炎症性や外傷性の痛みの可能性を検討する。除痛効果が得られたケースでは、注射した部位が疼痛源となっており、診断が正しかったと考える。

　次に治療については、hydroreleaseによる除痛効果の持続期間で検討する。除痛効果が持続するケースでは追加治療は検討しなくてもよいが、除痛効果が一時的で痛みがぶり返す場合は、痛みをきたす原因がほかにあると考えて、適切な理学療法を行う。

下肢 hydrorelease の実際

鼠径部周辺の痛み

　鼠径部痛をきたす病態として、鼠径部痛症候群（グロインペイン症候群）がよく知られている。鼠径部痛症候群は、古典的な鼠径部痛（内転筋関連、腸腰筋関連、鼠径管関連、恥骨関連）と股関節関連（股関節インピンジメント症候群）、その他（閉鎖神経や腰椎疾患、大腿骨頚部疲労骨折など）に大別される。圧痛部位や運動痛がある部位を超音波で確認し、その部位に応じて hydrorelease を検討する（図1）。

大腿部周辺の痛み

　大腿外側に痛みを訴える場合は、外側大腿皮神経の hydrorelease が効果的なケースがある（図2）。外側大腿皮神経は、第2～3腰椎神経根の前枝からなる神経で、腸骨筋の前面を走行して上前腸骨棘の内側で鼠径靱帯の下を通過し、大腿外側から下腿近位外側の知覚を支配している。

　また、ハムストリングや大腿直筋の肉離れ後に、肉離れ自体は治癒しているにもかかわらず、つっぱり感や痛みで復帰が進められない症例に対しては、肉離れ部周囲に対する hydrorelease が効果的なケースがある（図3, 4）。

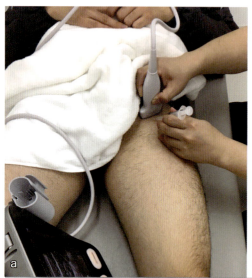

図1　腸腰筋‐大腿直筋腱‐縫工筋間の hydrorelease

a：仰臥位で、股関節の前方で縫工筋の短軸像を観察し、腸腰筋、大腿直筋腱も同定する。注射は、圧痛があるレベルで交差法ないし外側からの平行法で行う（写真は交差法）。

b：腸腰筋‐大腿直筋腱‐縫工筋間を狙って hydrorelease を行う。この領域には大腿神経の股関節枝が走行しているが、超音波画像で描出することは困難である。筆者は、生理食塩水で 0.1% に希釈した局所麻酔薬を 5 mL 注入している。

c：腸腰筋‐大腿直筋腱‐縫工筋間に広がった薬液（＊）が観察できる。交差法で行う場合は、針先が鮮明に描出できないので、針先の動きに伴う軟部組織の動きに着目し、薬液の広がりを確認しつつ注入していく。

 動画 12-1

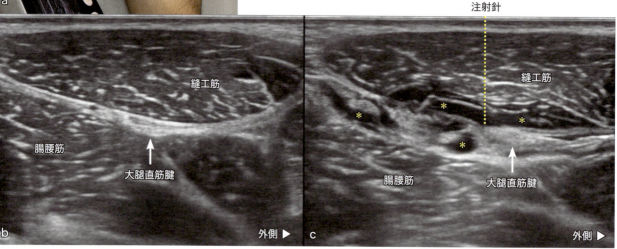

図2　外側大腿皮神経の hydrorelease

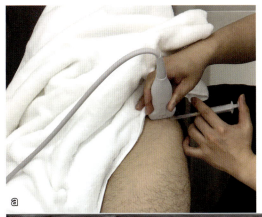

a：仰臥位ないし患側上の半側臥位で、上前腸骨棘付近で外側大腿皮神経の短軸像を観察する。上前腸骨棘付近での外側大腿皮神経の走行はバリエーションに富んでいるため、その同定はしばしば困難である。同部での同定が困難な場合は、大腿の近位で縫工筋と大腿筋膜張筋の間（大腿直筋上）で外側大腿皮神経を探すと見つけやすい[3]。そこで外側大腿皮神経が同定できたら、そこから上前腸骨棘へ追っていき、神経上に圧痛がないか確認する。注射は、外側大腿皮神経の圧痛があるレベルで外側からの平行法で行う。

b：外側大腿皮神経の hydrorelease を行う。神経が全周性に薬液に包まれるように意識して薬液を注入する。筆者は、生理食塩水で 0.1% に希釈した局所麻酔薬を 2～5 mL 注入している。

c：外側大腿皮神経の周囲に広がった薬液（＊）が観察できる。

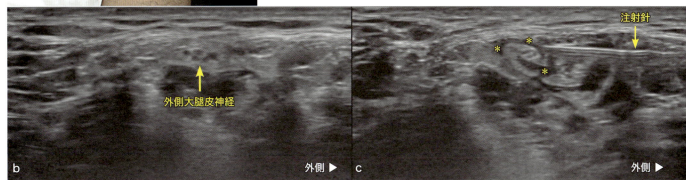

図3　大腿直筋の肉離れ後の hydrorelease

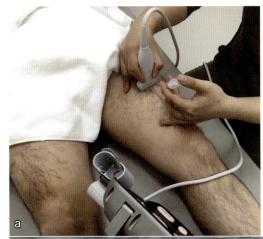

a：仰臥位で、大腿の前方で大腿直筋の短軸像を観察し、肉離れ部を同定する。注射は交差法で行う。

b：大腿直筋の肉離れ部と皮下組織の間に hydrorelease を行う。筆者は、生理食塩水で 0.1% に希釈した局所麻酔薬を 5 mL 注入している。

c：大腿直筋の肉離れ部と皮下組織の間に広がった薬液（＊）が観察できる。

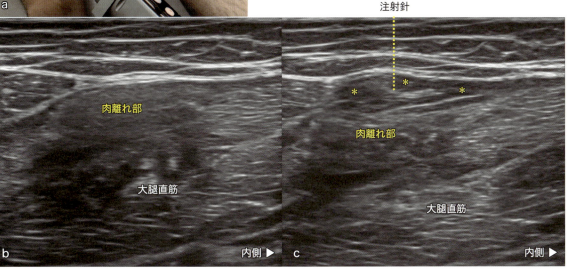

図4 半膜様筋の肉離れ後のhydrorelease

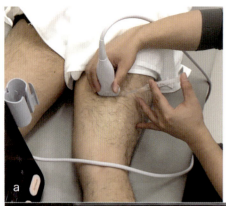

a：腹臥位で、半膜様筋および半腱様筋の短軸像を観察する。膝窩レベルでは、半腱様筋が半膜様筋の上に乗り上げてくるため、膝窩レベルでそれぞれを同定してから近位へプローブをスライドしていくと、半腱様筋と半膜様筋の鑑別が容易となる。肉離れ部位を同定した後、注射は交差法ないし平行法で行う（写真は外側からの平行法）。

b：半膜様筋の肉離れ部と半腱様筋の間にhydroreleaseを行う。筆者は、生理食塩水で0.1%に希釈した局所麻酔薬を5 mL注入している。

c：半膜様筋の肉離れ部と半腱様筋の間に広がった薬液（＊）が観察できる。

 動画12-2

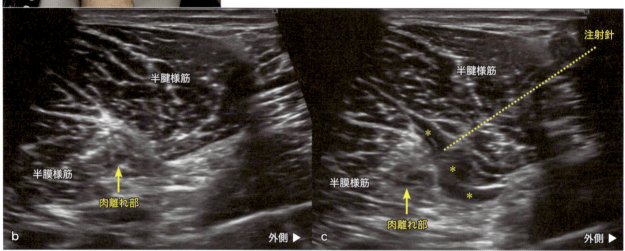

図5 伏在神経のhydrorelease

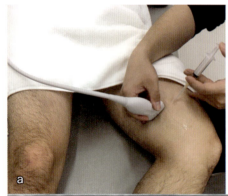

a：仰臥位もしくは患側下の半側臥位で、股関節を軽度外旋させ、大腿中央で大腿動脈の短軸像を観察する。大腿動脈は縫工筋の深部で内側広筋と長内転筋に挟まれており、伏在神経は大腿動脈の外側で内側広筋に接している。遠位に向かってプローブをスライドしていくと、大腿動脈が下行膝動脈を分枝する。このあたりで伏在神経と大腿動脈が離れるので、注射しやすいポイントを探す。注射は外側から平行法で行う。

b：伏在神経（矢印）のhydroreleaseを行う。神経が全周性に薬液に包まれるように意識し、まずは神経の深層、次いで神経の浅層に薬液を注入する。筆者は、生理食塩水で0.1%に希釈した局所麻酔薬を5 mL注入している。

c：伏在神経の周囲に広がった薬液（＊）が観察できる。

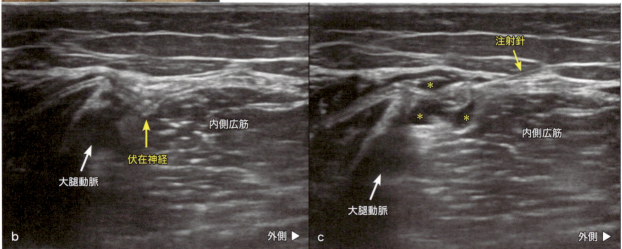

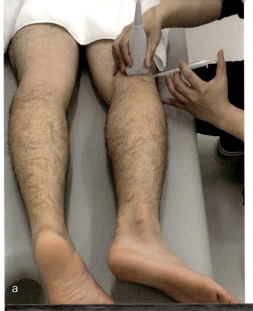

図6 総腓骨神経の hydrorelease

a：腹臥位で、脛骨神経および総腓骨神経の短軸像を観察する。注射は、総腓骨神経の圧痛があるレベルで外側から平行法で行う。

b：総腓骨神経の hydrorelease を行う。神経が全周性に薬液に包まれるように意識し、まずは神経の深層、次いで神経の浅層に薬液を注入する。筆者は、生理食塩水で 0.1% に希釈した局所麻酔薬を 5 mL 注入している。

c：総腓骨神経の周囲に広がった薬液（＊）が観察できる。写真は総腓骨神経の深層に薬液を注入しているところで、このあと神経の浅層にも薬液を注入した。

動画 12-3

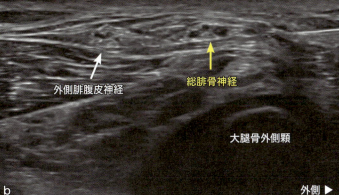

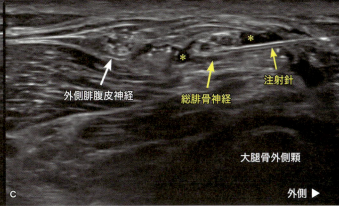

図7 脛骨神経の hydrorelease

a：腹臥位で、脛骨神経および総腓骨神経の短軸像を観察する。注射は、脛骨神経の圧痛があるレベルで内側から平行法で行う。

b：脛骨神経の hydrorelease を行う。神経が全周性に薬液に包まれるように意識し、まずは神経の深層、次いで神経の浅層に薬液を注入する。筆者は、生理食塩水で 0.1% に希釈した局所麻酔薬を 5 mL 注入している。

c：脛骨神経の周囲に広がった薬液（＊）が観察できる。

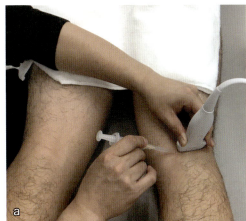

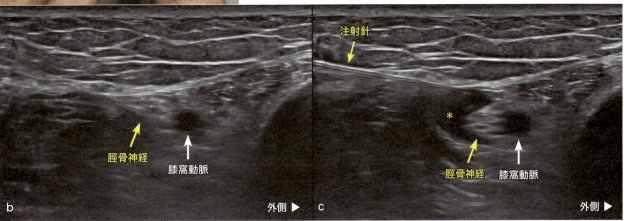

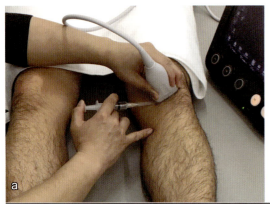

図8 膝蓋下脂肪体周囲の hydrorelease

a：仰臥位で、膝蓋腱の短軸像を観察する。注射は、圧痛があるレベルで交差法ないし平行法で行う（写真は内側からの平行法）。

b：肥厚した meniscotibial ligament（内側側副靱帯；深層線維脛骨側）と膝蓋腱とに挟まれた膝蓋下脂肪体に圧痛および運動時痛があったため、同部の hydrorelease を行う。筆者は、生理食塩水で 0.1% に希釈した局所麻酔薬を 5 mL 注入している。

c：膝蓋下脂肪体の周囲に広がった薬液（*）が観察できる。

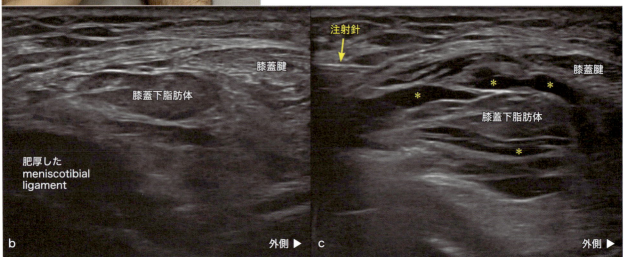

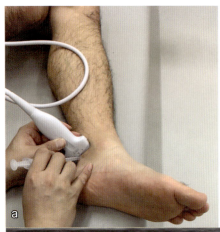

図9 アキレス腱実質部 - 脂肪体間の hydrorelease

a：患側下の側臥位をとり、患側下肢を前に、健側下肢を後ろに引いた状態でアキレス腱実質部の短軸像を観察する。アキレス腱の変性部を同定し、注射はアキレス腱辺縁から交差法ないし平行法で行う（写真は内側縁からの交差法）。平行法で行う場合は、アキレス腱から遠く離れた位置で針を刺入すると、脛骨神経やその枝である内側踵骨枝、腓腹神経を誤穿刺するリスクがあるので、アキレス腱の辺縁に近いところから針を刺入する。

b：変性したアキレス腱（矢頭）- 脂肪体間の hydrorelease を行う。筆者は、生理食塩水で 0.1% に希釈した局所麻酔薬を 5 mL 注入している。

c：アキレス腱 - 脂肪体間に広がった薬液（*）が観察できる。薬液注入時は、短軸像だけでなく長軸像でも薬液の広がりを確認する。

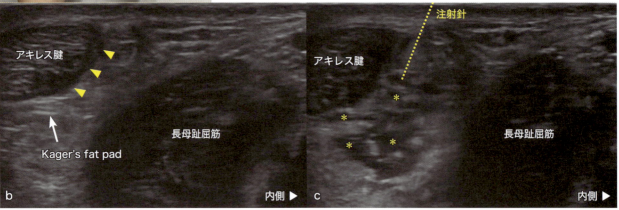

膝関節周辺の痛み

膝関節周辺の痛みを訴える症例では、hydrorelease が効果的なケースが多い。圧痛部位を超音波で確認し、その部位に応じて伏在神経や総腓骨神経、脛骨神経などの hydrorelease を検討する（図5〜7）。また膝の伸展や屈曲動作で前方の痛みを訴える症例では、膝蓋腱や膝蓋下脂肪体周囲の hydrorelease を検討する（図8）。

足関節周辺の痛み

アキレス腱周囲の痛みを訴える症例では、hydrorelease が効果的なケースが多い。アキレス腱周囲の障害は、①実質部の障害（non-insertional Achilles tendinopathy）、②付着部の障害（insertional Achilles tendinopathy）、③アキレス腱周囲の障害（Achilles paratendinopathy）に大別される。

実質部の障害に対してはアキレス腱の変性部位と脂肪体との間、付着部の障害に対してはアキレス腱と踵骨後上隆起との間に存在するアキレス腱滑液包（retrocalcaneal bursa）の hydrorelease を検討する（図9, 10）。アキレス腱周囲の障害については、障害部位を超音波で確認し、その周囲の hydrorelease を検討する（図11, 12）。

文献

1. 皆川洋至：レントゲンに頼りすぎない超音波診断．第90回日本整形外科学会学術総会，2017
2. 荒川曜子他：頚腕症候群に対するhydroreleaseの効果．第31回日本臨床整形外科学会学術集会，2018
3. 仲西康顕：実践 末梢神経の探し方；大腿神経・外側大腿皮神経．超音波で探す末梢神経－100％効く四肢伝達麻酔のために．田中康仁編，メジカルビュー社，2015，p130

図10 アキレス腱滑液包の hydrorelease

a：腹臥位で、アキレス腱付着部の短軸像を観察する。アキレス腱滑液包を同定し、注射は内側から平行法で行う。その際、アキレス腱から遠く離れた位置で針を刺入すると、脛骨神経やその枝である内側踵骨枝を誤穿刺するリスクがあるので、アキレス腱の内側縁に近いところから針を刺入する。

b：アキレス腱滑液包の hydrorelease を行う。少量の水腫は健常例でもみられる。筆者は、1％の局所麻酔薬を希釈せずに1〜2mL注入している。

c：アキレス腱滑液包に広がった薬液（＊）が観察できる。薬液注入時は、短軸像だけでなく長軸像でも薬液の広がりを確認する。

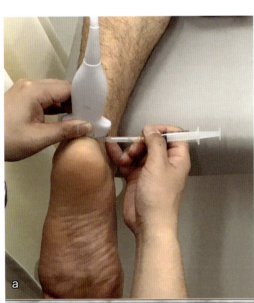

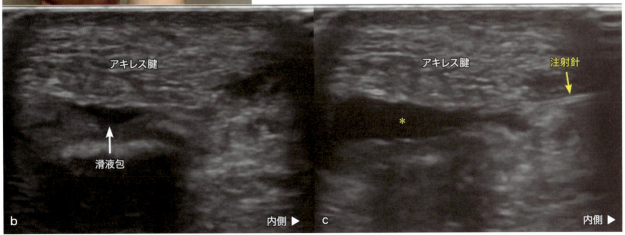

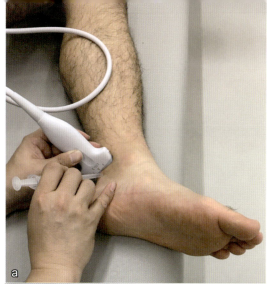

図11 足底筋腱 – アキレス腱 – 脂肪体間のhydrorelease

a：患側下の側臥位をとり、患側下肢を前に、健側下肢を後ろに引いた状態でアキレス腱実質部内側の短軸像を観察する。足底筋腱の変性部を同定し、注射は交差法で行う。

b：変性・肥厚した足底筋腱（矢頭） - アキレス腱 - 脂肪体間のhydroreleaseを行う。筆者は、生理食塩水で0.1％に希釈した局所麻酔薬を5 mL注入している。

c：足底筋腱 - アキレス腱 - 脂肪体間に広がった薬液（＊）が観察できる。

 動画 12-4

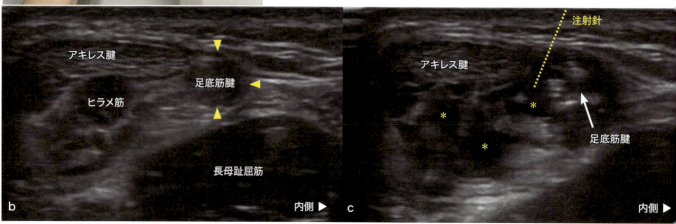

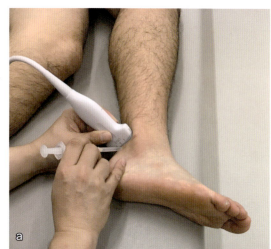

図12 下腿筋膜 – アキレス腱 – 脂肪体間のhydrorelease

a：下腿筋膜の変性・肥厚部位が上になるように側臥位をとり、アキレス腱の短軸像を観察する。下腿筋膜の変性・肥厚部を同定し、注射は交差法で行う。

b：変性・肥厚した下腿筋膜（矢頭） - アキレス腱 - 脂肪体間のhydroreleaseを行う。筆者は、生理食塩水で0.1％に希釈した局所麻酔薬を5 mL注入している。

c：下腿筋膜 - アキレス腱 - 脂肪体間に広がった薬液（＊）が観察できる。

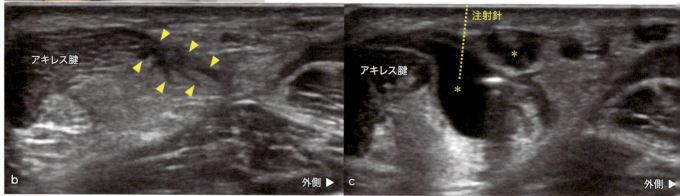

スポーツ現場で役立つ!
運動器エコー指南書

定価(本体 5,800 円+税)

2019 年 9 月 2 日 第 1 版

編　者	髙橋　周
発行者	梅澤俊彦
発行所	日本医事新報社　www.jmedj.co.jp
	〒101-8718　東京都千代田区神田駿河台 2-9
	電話 03-3292-1555（販売）・1557（編集）
	振替口座 00100-3-25171
イラスト	鈴木眞理子・アトリエマーブル
装　丁	Malpu Design（宮崎萌美）
印　刷	ラン印刷社

ⓒ 2019 Shu Takahashi, Printed in Japan
ISBN978-4-7849-4827-7

JCOPY ＜(社)出版者著作権管理機構　委託出版物＞

本書の無断複写は著作権法上での例外を除き禁じられています。
複写される場合は、そのつど事前に(社)出版者著作権管理機構
（電話 03-3513-6969・FAX 03-3513-6979・e-mail : info@
jcopy.or.jp）の許諾を得てください。

電子版の閲覧方法

巻末の袋とじに記載されたシリアルナンバーで、本書の電子版を閲覧できます。

手順① 弊社ホームページより会員登録（無料）をお願いします。
（すでに会員登録をしている方は手順②へ）

会員登録はこちら

手順② ログイン後、「マイページ」に移動してください。

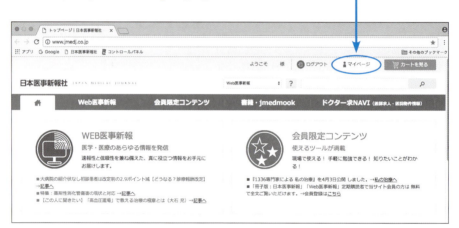

手順③ 「会員限定コンテンツ」欄で、本書の「SN登録」をクリックしてください。

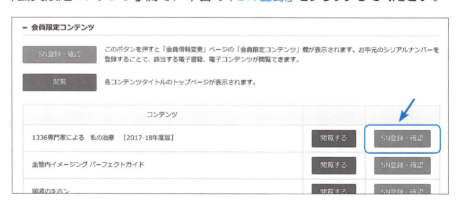

手順④ 次の画面でシリアルナンバーを入力し、「確認画面へ」をクリックしてください。

手順⑤ 確認画面で「変更する」をクリックすれば登録完了です。以降はマイページから電子版を閲覧できます。

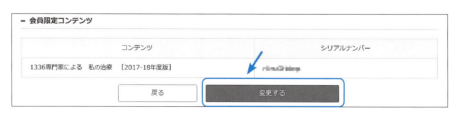